NUEVA CURA
BÍBLICA
PARA LA DIABETES

LA NUEVA CURA BÍBLICA PARA LA DIABETES

DON COLBERT, MD

CASA
CREACIÓN

La mayoría de los productos de Casa Creación están disponibles a un precio con descuento en cantidades de mayoreo para promociones de ventas, ofertas especiales, levantar fondos y atender necesidades educativas. Para más información, escriba a Casa Creación, 600 Rinehart Road, Lake Mary, Florida, 32746; o llame al teléfono (407) 333-7117 en Estados Unidos.

La nueva cura bíblica para la diabetes por Dr. Don Colbert
Publicado por Casa Creación
Una compañía de Charisma Media
600 Rinehart Road
Lake Mary, Florida 32746
www.casacreacion.com

No se autoriza la reproducción de este libro ni de partes del mismo en forma alguna, ni tampoco que sea archivado en un sistema o transmitido de manera alguna ni por ningún medio –electrónico, mecánico, fotocopia, grabación u otro– sin permiso previo escrito de la casa editora, con excepción de lo previsto por las leyes de derechos de autor en los Estados Unidos de América.

A menos que se indique lo contrario, todos los textos bíblicos han sido tomados de la *Santa Biblia*, versión Reina-Valera, revisión 1960. Usada con permiso.

Partes de este libro fueron anteriormente publicadas en el libro *La cura bíblica para la diabetes* por Casa Creación, ISBN: 978-0-88419-800-0

Este libro contiene las opiniones e ideas de su autor. Es únicamente para propósitos informativos y educativos, y no debería considerarse como sustituto del tratamiento médico profesional. La naturaleza del estado de salud de su cuerpo es compleja y única; por tanto, debería consultar a un profesional de la salud antes de comenzar cualquier nuevo programa de ejercicios, nutrición o suplementos, o si tiene preguntas sobre su salud. Ni el autor ni la editorial estarán obligados o serán responsables de cualquier pérdida o daño que supuestamente pudiera surgir de alguna información o sugerencia en este libro.

Personas y nombres en este libro son composiciones creadas por el autor de sus experiencias como médico. Se han cambiado nombres y detalles de sus historias, y cualquier similitud entre los nombres e historias de individuos descritos en este libro e individuos conocidos para los lectores es puramente coincidente.

Las afirmaciones en este libro sobre productos consumibles o alimentos no han sido evaluadas por la FDA (Departamento de Control de Alimentos y Medicamentos). La editorial no es responsable de sus necesidades concretas de salud o alergias que puedan requerir supervisión médica. La editorial no es responsable de ninguna reacción adversa al consumo de alimentos o productos que hayan sido sugeridos en este libro.

Aunque el autor ha hecho todos los esfuerzos por proporcionar números de teléfono y direcciones de la Internet exactos en el momento de la publicación, ni la editorial ni el autor asumen ninguna responsabilidad por errores o cambios que se produzcan después de la publicación.

Traducido por: Belmonte Traductores
Director de diseño: Bill Johnson

Originally published in the U.S.A. under the title: *The New Bible Cure for Diabetes*
Published by Charisma House, A Charisma Media Company, Lake Mary, FL 32746 USA
Copyright © 2011
All rights reserved

Visite la página web del autor: www.drcolbert.com
Copyright © 2011 por Casa Creación
Todos los derechos reservados

Library of Congress Control Number: 2011927480
ISBN: 978-1-61638-314-5
E-book ISBN: 978-1-61638-510-1
11 12 13 14 15 * 5 4 3 2 1
Impreso en los Estados Unidos de América

ÍNDICE

UNA NUEVA CURA BÍBLICA
CON NUEVA ESPERANZA
PARA LA DIABETES

E L DESEO DE Dios es que usted se sienta mejor y viva por más tiempo, ¡y Él le ayudará a alcanzar esa meta! Al haber escogido este libro de *La cura bíblica* revisado y expandido, ha dado usted un emocionante primer paso hacia una energía, salud y vigor renovados.

Puede que esté afrontando el mayor desafío físico de su vida; pero con fe en Dios y una buena nutrición, combinados con remedios naturales alternativos de vanguardia, ¡creo que será su mayor victoria! Dios reveló su divina voluntad para cada uno de nosotros por medio del apóstol Juan, quien escribió: "Amado, yo deseo que tú seas prosperado en todas las cosas, y que tengas salud, así como prospera tu alma" (3 Juan 2).

Casi dos mil años después, casi 24 millones de estadounidenses sufren una enfermedad llamada diabetes; ¡y una cuarta parte de ellos ni siquiera sabe que la tiene! La diabetes mata a más personas que el SIDA y el cáncer de mama combinados, y se dice que es la sexta causa principal de muerte por enfermedad entre adultos en EE.UU.[1] La triste realidad es que puede estar en un lugar mucho más alto porque las investigaciones muestran que la diabetes no está debidamente comunicada como causa de muerte. Estudios han descubierto que la diabetes estaba enumerada sólo como causa subyacente de muerte en el 10 al 15 por ciento de los certificados de defunción en los que el fallecido tenía la enfermedad.[2]

La Organización Mundial de la Salud (OMS) calcula que para el año 2030 el número de individuos con diabetes en todo el mundo se duplicará. Eso significa que podríamos ver el número de personas que tienen diabetes en todo el mundo llegar tan alto como 360 millones en los próximos veinte años.[3]

En los Estados Unidos, la diabetes tipo 2 está aumentando a un ritmo alarmante. Aproximadamente uno de cada diez estadounidenses de veinte años de edad y mayores tienen diabetes.[4] Y el número de niños a quienes se ha diagnosticado diabetes tipo 2 está aumentando también a un ritmo alarmante. Investigadores del Centro para el Control y la Prevención de la Enfermedad (CDC) recientemente hicieron la sorprendente predicción de que sin cambios en la dieta y el ejercicio, uno de cada tres niños nacido en los Estados Unidos en el año 2000 tiene probabilidad de desarrollar diabetes tipo 2 en algún punto de su vida. La predicción fue especialmente seria para niños latinos, cuya probabilidad de desarrollar diabetes a medida que crezcan era aproximadamente de cincuenta-cincuenta.[5]

¿Por qué estamos viendo tal aumento en la diabetes? Es sencillamente el resultado de la epidemia de obesidad: dos terceras partes los de adultos estadounidenses tienen sobrepeso o son obesos, y una quinta parte de los niños en los Estados Unidos tiene sobrepeso.[6]

Sin duda, nos estamos perdiendo lo mejor de Dios para nosotros. ¿Pero cómo? Muchos médicos están buscando la siguiente medicina nueva y mejorada para tratar la diabetes. En cambio, necesitamos llegar a la raíz del problema, que es nuestra dieta, estilo de vida y contorno de cintura.

Comida rápida, comida basura, comidas preparadas, refrescos, cafés endulzados, jugos, batidos, porciones grandes de comida y saltarse comidas son todos ellos piezas del problema. La dieta estadounidense estándar está llena de carbohidratos vacíos, azúcares, grasas, proteínas excesivas, calorías excesivas y porciones demasiado grandes, y es bastante baja en contenido nutritivo. Esta dieta literalmente hace que perdamos nutrientes como el cromo, que es muy importante en la regulación de la glucosa.

La falta de actividad es otra pieza del problema. La mayoría de niños ya no practican deportes y participan en otras actividades, sino que por el contrario están enganchados a videojuegos, computadoras, mensajes de texto, programas de televisión y películas a medida que suben de peso cada vez más en el proceso.

También, el estrés excesivo bajo el que están que la mayoría de adultos y muchos niños está aumentando los niveles de cortisol y, como resultado, muchos están desarrollando tóxica grasa abdominal, que aumenta el riesgo de diabetes. El estrés continuado también agota las hormonas del estrés y los neurotransmisores, que normalmente desencadenan un apetito feroz al igual que adicciones al azúcar y los carbohidratos.

La diabetes es una enfermedad por "elección"

Gálatas 6:7-8 dice: "No os engañéis; Dios no puede ser burlado: pues todo lo que el hombre sembrare, eso también segará. Porque el que siembra para su carne, de la carne segará corrupción; mas el que siembra para el Espíritu, del Espíritu segará vida eterna". La mayoría de americanos están sembrando inconscientemente semillas para una cosecha de obesidad, diabetes y muchas otras enfermedades mediante su elección de alimentos y hábitos de estilo de vida.

Yo digo con frecuencia que la prediabetes y la diabetes tipo 2 son enfermedades por "elección". En otras palabras, usted puede *agarrar* un resfriado o puede *agarrar* la gripe, pero *desarrolla* obesidad, prediabetes y diabetes tipo 2 como resultado de malas elecciones.

Oseas 4:6 dice: "Mi pueblo fue destruido, porque le faltó conocimiento". Mis libros *Los siete pilares de la salud* y *Eat This and Live!* y mi nuevo libro para perder peso, *La dieta "Yo sí puedo" de Dr. Colbert* proporcionan una buena base para cambiar patrones en la dieta, mejorar hábitos de estilo de vida y perder peso, especialmente la tóxica grasa abdominal que está relacionada tan estrechamente con la diabetes.

En este libro usted aprenderá sobre maneras naturales de evitar la diabetes y revertirla, pero también aprenderá los distintos tipos de diabetes, cómo se desarrolla y las terribles complicaciones de la diabetes a mediad que daña y finalmente puede destruir los riñones, conduciendo al final a la diálisis. También daña los vasos sanguíneos y puede conducir a ceguera, impotencia, ataque al corazón, derrame cerebral y mala circulación en las extremidades. También daña nervios, conduciendo a ardientes dolores en los pies (como si alguien estuviera constantemente quemándole con cigarrillos), adormecimiento en los pies, úlceras en el pie y la pierna, infecciones, y posiblemente amputación.

Ahora estará captando el cuadro a medida que comience a entender que cuando habitualmente bebe refrescos o se come ese pedazo de pastel, tarta, barrita de caramelo y una gran porción de arroz blanco, patatas y pan blanco, está firmando inconscientemente para tener prediabetes y diabetes.

He visto a pacientes a lo largo de los años estresados por haber firmado un contrato sin leer la letra pequeña. Recientemente, llegó un paciente que estaba muy molesto porque después de mudarse de su apartamento, descubrió que le debía al complejo de apartamentos mil dólares extra. Me dijo que nunca tuvo que hacer eso anteriormente después de haberse mudado de otros apartamentos. Le habían informado sencillamente de que leyese su contrato. Él lo hizo, y decía en el letra muy pequeña que cuando el ocupante del apartamento se mudase, se requeriría un pago de mil dólares.

La mayoría de los estadounidenses están firmando inconscientemente en la línea de puntos para obtener una cosecha de diabetes acompañada de todas las complicaciones relacionadas con la enfermedad. ¡Despierte mientras aún hay tiempo de revertir el curso de la diabetes y la prediabetes!

Quizá se pregunte si hay alguna esperanza, ¡y estoy aquí para decirle que sí la hay! Mire, su cuerpo está maravillosamente creado, y sin considerar qué tipo de diabetes pueda tener usted o un ser querido, Dios puede sanarle totalmente sin esfuerzo ni dificultad. He conocido a algunas personas que han sido totalmente sanadas de diabetes por el poder milagroso de Dios. También he sido testigo de muchas otras personas cuyas vidas han mejorado de modo dramático mediante un estilo de vida sano y tratamientos naturales. Entienda que Dios generalmente no hará lo que usted puede hacer. Sólo usted puede escoger comer alimentos sanos, hacer ejercicio, perder peso y tomar suplementos.

Desde la publicación original de *La cura bíblica para la diabetes* en 2001, han salido a la luz muchas cosas nuevas sobre la diabetes, y muchos de los términos utilizados para identificar esta enfermedad han cambiado. *La nueva cura bíblica para la diabetes* ha sido revisado y actualizado para reflejar las últimas investigaciones médicas sobre la diabetes. Si lo compara con la edición anterior, verá que también es más extenso, lo cual me permite desarrollar mucho más la información proporcionada en la anterior edición y darle un conocimiento más profundo de lo que usted afronta y cómo vencerlo.

Lo que sigue inalterado de la edición anterior son los pasajes de la Escritura intemporales, transformadores y sanadores a lo largo del libro, los cuales fortalecerán y alentarán su espíritu y su alma. Los principios, verdades y pautas ya demostrados en estas páginas afianzan las perspectivas prácticas y médicas contenidas también en este libro. Enfocarán de manera eficaz sus oraciones, pensamientos y actos, a fin de que usted pueda sumergirse en el plan de Dios de salud divina para usted, un plan que incluye victoria sobre la diabetes.

Otro cambio desde que se publicó *La cura bíblica para la diabetes* es que he publicado un libro fundamental: *Los siete pilares de la salud*. Le aliento a que lo lea, porque los principios de salud que contiene son el fundamento para una vida sana que afectará a todas las demás áreas de su vida. Este libro prepara el escenario para todo lo que usted leerá en cualquier otro de mis libros, incluyendo este.

Hay mucho que podemos hacer para prevenir o vencer la diabetes. Ahora es momento de correr a la batalla con nueva confianza, determinación renovada, y el maravilloso conocimiento de que Dios es real, Él está vivo y su poder es mayor que ninguna enfermedad o mal.

Es mi oración que estas sugerencias prácticas para la salud, la nutrición y la puesta en forma produzcan sanidad en su vida. Que aumenten su comunión con Dios y fortalezcan su capacidad de adorarle y servirle a Él.

—Dr. Don Colbert

Una oración de **LA CURA BÍBLICA** para usted

Amado Padre celestial, tú has declarado en tu Palabra que soy sanado por las llagas que tu Hijo Jesucristo llevó en sus espaldas. Porque tu Palabra dice: "Mas él herido fue por nuestras rebeliones, molido por nuestros pecados; el castigo de nuestra paz fue sobre él, y por su llaga fuimos nosotros curados" (Isaías 53:5).

Padre, tu Hijo, Jesús, nos ha dado la autoridad para utilizar su nombre cuando oramos. Es el mismo nombre mediante el cual tú diste nacimiento a los cielos y la tierra hace mucho tiempo. En ese precioso nombre declaro que tu Palabra es verdad: soy sano por los golpes que Jesús llevó sobre sus espaldas. Si debo esperar un minuto, una semana, un año o toda la vida para que mi sanidad física sea completa, por fe te alabaré por ello como si ya estuviera completa. Te doy gracias por un páncreas sano que produce y regula adecuadamente los niveles de insulina en mi cuerpo. Amén.

CONOCER A SU ENEMIGO

HACE MILES DE años, los romanos y los griegos tenían cierto entendimiento sobre la diabetes aunque en aquel entonces no tenían análisis de sangre para la diabetes. Podría sorprenderle saber que los romanos y los griegos eran capaces de detectar la diabetes simplemente probando la orina de una persona. ¡Es cierto! Ellos descubrieron que la orina de algunas personas tenía un sabor dulce, o *mellitus*, que es la palabra en latín para "dulce". También, los griegos entendían que cuando los pacientes con orina dulce bebían algún fluido, los fluidos generalmente eran excretados en la orina casi con tanta rapidez como se bebían, de manera parecida a un sifón. La palabra griega para "sifón" es *diabetes*. Por tanto, ahora usted sabe cómo obtuvimos el nombre de diabetes mellitus: todo comenzó probando la orina. Yo estoy contento de que los médicos abandonasen esta práctica hace siglos, ¡y que ahora simplemente comprobemos el azúcar en la sangre del paciente!

También tengo buenas noticias para usted: no sólo esta enfermedad tiene miles de años de antigüedad, sino también los tiene el poder de Dios para sanar. Dios sanó a los enfermos hace miles de años en tiempos de la Biblia, ¡y Él sigue sanando en la actualidad! Él también nos ha dado abundancia de principios bíblicos demostrados y valioso conocimiento médico sobre el cuerpo humano. Usted puede controlar los síntomas y los efectos potencialmente dañinos de la diabetes cuando le busca a Él para una sanidad total. Usted está destinado a ser algo más que una víctima; ¡está destinado a ser un vencedor en esta batalla!

Su primer orden de batalla es *conocer a su enemigo*. Medir sus fortalezas y planear su derrota del enemigo llamado diabetes viene en diversas formas.

DIFERENTES TIPOS DE DIABETES

La diabetes es realmente un grupo de enfermedades que incluye: diabetes tipo 1, diabetes tipo 2 y diabetes gestacional. Cada tipo de diabetes está caracterizado por elevados niveles de azúcar en la sangre que es el resultado de defectos en la producción de insulina, defectos en la acción de la insulina o ambas cosas.

Como dije en la introducción a este libro, una persona no sólo se despierta un día con diabetes tipo 2. El desarrollo de la diabetes tipo 2 es un proceso lento e insidioso que normalmente necesita varios años o hasta una década para desarrollarse. Siempre comienza con la prediabetes.

La prediabetes (anteriormente denominada *diabetes límite* o *subclínica*) se define como un nivel de azúcar en la sangre de 100 a 125 mg/dL (miligramos por decilitro) después de un ayuno de ocho horas. La prediabetes también se define como un nivel de azúcar en la sangre de 140 a 199 mg/dL dos horas después de comer. El nivel de azúcar en la sangre normal después de ayunar es de menos de 100 mg/dL, y un nivel de azúcar en la sangre normal dos horas después de comer es de menos de 140 mg/dL.[1]

La diabetes se define como un nivel de azúcar en la sangre en ayunas mayor o igual a 126 mg/dL o un nivel de azúcar en la sangre casual (normalmente después de comer) mayor o igual a 200 mg/dL. Elevados niveles de azúcar en la sangre están acompañados por síntomas de diabetes, incluyendo orina frecuente, sed excesiva y cambios en la visión.[2]

Diabetes tipo 1

En el pasado, la diabetes tipo 1 ha sido denominada diabetes dependiente de insulina, diabetes de comienzo en la juventud o diabetes de comienzo en la niñez. Esta forma de diabetes normalmente ocurre en niños o adultos jóvenes, aunque puede surgir en cualquier edad. En adultos, es bastante rara, sólo con un 5 al 10 por ciento de todos los casos de diabetes siendo diabetes tipo 1.[3]

Actualmente no tenemos todas las piezas del rompecabezas para la diabetes tipo 1, pero los factores de riesgo pueden ser genéticos o medioambientales. Algunos investigadores creen que el desencadenante medioambiental probablemente es un virus. Otros creen que el desencadenante puede ser ingerir proteína de leche de vaca, especialmente durante la infancia.

Lo que *sí* sabemos es que la diabetes tipo 1 está causada porque el sistema inmunológico del propio cuerpo se trata a sí mismo y finalmente destruye las células beta en el páncreas. Las células beta son las únicas células en el cuerpo que producen insulina, que es la hormona que regula el azúcar en la sangre. Los pacientes con diabetes tipo 1 requieren insulina, ya sea por inyección o por bombeo de insulina a fin de sobrevivir.

Con los años, he descubierto que mis pacientes que han mantenido el mejor control de azúcar en la sangre han sido los pacientes que han utilizado la bomba de insulina. Las bombas de insulina más nuevas realmente tienen controles remotos, haciendo que sea mucho más fácil controlar el azúcar en la sangre. También he descubierto que los cambios dietéticos y de estilo de vida y los suplementos nutricionales normalmente disminuirán los requerimientos de insulina en los diabéticos tipo 1. Es muy importante comprobar el azúcar en su sangre diariamente para ajustar su insulina en consecuencia cuando comience este programa. También, haga que su médico lo analice regularmente.

El análisis de hemoglobina A1C es la mejor manera de comprobar el azúcar en su sangre a largo plazo. La hemoglobina es una proteína que lleva oxígeno en la sangre y está presente dentro de los glóbulos rojos que viven sólo aproximadamente de 90 a 120 días. La hemoglobina A1C mide cuánta glucosa ha entrado en los glóbulos rojos y se ha unido a la hemoglobina, de modo parecido a como una mosca se queda pegada al papel matamoscas.[4]

Si una persona normalmente tiene un nivel elevado de azúcar en la sangre a lo largo del día, más azúcar se quedará pegado a la hemoglobina, pero si el azúcar en la sangre normalmente sólo está un poco elevado durante el día, menos azúcar se quedará pegado a la hemoglobina, y la hemoglobina A1C será menor.

La mayoría de especialistas en diabetes recomiendan que los pacientes diabéticos tengan su hemoglobina A1C en un 6.5 por ciento o menos a fin de prevenir la mayoría de complicaciones de la diabetes. También recomiendan que los pacientes diabéticos se realicen este análisis de sangre aproximadamente cada tres o cuatro meses. Yo personalmente intento que mis pacientes diabéticos tengan la hemoglobina A1C alrededor del 6 por ciento porque, en este nivel, veo que rara vez desarrollan graves complicaciones de diabetes.

Los individuos que batallan con la diabetes tipo 1 también se beneficiarán mucho de la información nutricional en las verdades bíblicas que compartimos en este libro. Continúe siguiendo todos los consejos de su médico, y consúltele antes de realizar ningún cambio nutricional o en su estilo de vida. Además, decida creer en Dios—quien creó su páncreas en un principio—para recibir un toque milagroso de poder sanador. La Palabra de Dios dice: "porque nada hay imposible para Dios" (Lucas 1:37).

> ¿No sabéis que sois templo de Dios, y que el Espíritu de Dios mora en vosotros? Si alguno destruyere el templo de Dios, Dios le destruirá a él; porque el templo de Dios, el cual sois vosotros, santo es.
>
> —1 Corintios 3:16-17

Recuerde que la fe no es un sentimiento o una emoción; la fe es una elección. Pida al Señor concretamente que examine su páncreas y restaure su capacidad de fabricar insulina.

Diabetes tipo 2

La diabetes tipo 2 anteriormente se denominaba diabetes no dependiente de insulina o diabetes de comienzo en adultos porque, históricamente, las personas tenían la enfermedad en sus años adultos. Sin embargo, el gusto de nuestro país por la dieta alta en azúcar y grasas parece haber eliminado la barrera de la edad. La comunidad médica ahora informa de que esta forma de diabetes representa un número cada vez mayor de casos en la juventud. En adultos, del 90 al 95 por ciento de todos los casos de diabetes son diabetes tipo 2. En otras palabras, de nueve a nueve y medio casos de cada diez casos de diabetes son tipo 2.[5] Según el Instituto Nacional de la Salud, 1.6 millones de nuevos casos de diabetes en personas de veinte años de edad o mayores se diagnosticaron en 2007.[6]

La diabetes tipo 2 es más una enfermedad genética que la diabetes tipo 1. Sin embargo, antes de que usted culpe a sus genes de esta enfermedad, entienda lo siguiente: su constitución genética puede haber "cargado la pistola", pero factores medioambientales, como la grasa abdominal, una mala dieta y factores en el estilo de vida, "apretarán el gatillo".

En otras palabras, muchas personas podrían tener predisposición genética a la diabetes tipo 2; sin embargo, si pierden grasa abdominal, controlan su dieta y hacen ejercicio regularmente, probablemente nunca desarrollarán diabetes. De hecho, un estudio sobre prevención de la diabetes descubrió que los cambios en el estilo de vida reducían la diabetes en desarrollo en más del 70 por ciento en personas de alto riesgo que tenían más de sesenta años de edad.[7]

La mayoría de personas con diabetes tipo 2 sigue produciendo insulina, sin embargo, las células de sus cuerpos no utilizan la insulina adecuadamente. Este estado se conoce como resistencia a la insulina. Con el paso del tiempo, la resistencia a la insulina conduce a prediabetes y diabetes tipo 2.

Durante años, le he explicado a los pacientes que la insulina es como una llave que abre la puerta de sus células, y tener diabetes tipo 2 es parecido a tener cerrojos oxidados en esas células. Cada célula de su cuerpo necesita azúcar, y la hormona insulina elimina el azúcar del flujo sanguíneo y se une a receptores de insulina en la superficie de las células, de modo muy similar a una llave que abre un cerrojo y abre la puerta. La insulina abre la puerta a las células (hablando figuradamente) y permite que entre el azúcar.

Sin embargo, en diabéticos tipo 2, las células resisten la función normal de la insulina. En otras palabras, la llave entra para abrir el cerrojo pero, de modo parecido a un cerrojo oxidado, la insulina no trabaja tan bien. Si alguna vez ha intentado abrir un cerrojo viejo y oxidado entenderá esta analogía.

Los niveles de insulina comienzan entonces a elevarse a medida que cada vez más insulina es necesaria para permitir que el azúcar entre en las células. Esto es muy parecido a mover la llave una y otra vez hasta que abre el cerrojo oxidado. Eso significa que se necesita una cantidad excesiva de insulina para mantener el nivel de azúcar en la sangre en el rango normal. Finalmente, a medida que las células se vuelven cada vez más resistentes a la insulina, niveles más elevados de insulina son incapaces de disminuir el azúcar en la sangre. El azúcar en la sangre comienza a subir cada vez más a medida que la persona desarrolla prediabetes y finalmente diabetes tipo 2. Normalmente, los pacientes con prediabetes no tienen ningún síntoma.

A medida que empeora esta etapa de resistencia a la insulina, la persona finalmente desarrolla prediabetes, que se define como azúcares en la sangre en ayunas más elevados que 100 mg/dL y menos de 126 mg/dL. Las personas con prediabetes tienen intolerancia a la glucosa e intolerancia a la glucosa en ayunas, o ambas. Con frecuencia, no saben que tienen diabetes porque inicialmente no hay ningún síntoma. Normalmente son necesarios años, a veces incluso más de una década, para progresar desde prediabetes a diabetes tipo 2.

Cuando las personas desarrollan diabetes tipo 2, normalmente experimentan síntomas como mayor sed, más micción, micción durante la noche, visión borrosa o fatiga. La diabetes tipo 2 normalmente está relacionada con la obesidad (especialmente obesidad en el tronco), avanzada edad, historial familiar de diabetes, inactividad física o un historial de diabetes gestacional. La raza también desempeña un papel en el riesgo de la enfermedad: indios americanos, hispanos americanos, afroamericanos y algunos americanos asiáticos e isleños del Pacífico tienen un riesgo más elevado de desarrollar diabetes tipo 2 y sus complicaciones.

La resistencia a la insulina es uno de los mayores enemigos para la salud de las personas que sufren diabetes tipo 2. Normalmente es un problema muy manejable, pero se complica por el hecho de que la obesidad en el tronco es uno de los factores más importantes que conducen a la resistencia a la insulina. Eso significa que las personas obesas con diabetes tipo 2 deben luchar una batalla en dos frentes: deben bajar de peso hasta niveles más seguros a la vez que comprueban y controlan cuidadosamente sus niveles de azúcar en la sangre. Esto también significa que los diabéticos tipo 2 requieren:

- Una dieta baja en féculas refinadas y procesadas, como arroz blanco, pan blanco, patatas y pasta
- Una dieta que tenga muy poco azúcar

Un consejo de salud de LA CURA BÍBLICA
Jarabe de maíz de alta fructosa: azúcar disfrazado

Si tiene usted diabetes, indudablemente le han dicho lo importante que es limitar la cantidad de azúcar en su dieta. Usted sabe que necesita escoger sus alimentos con cuidado, pero los fabricantes de alimentos pueden ser solapados. No olvide que tener cuidado de uno de los muchos nombres falsos del azúcar: jarabe de maíz de alta fructosa (HFCS).

El HFCS es una mezcla de glucosa y fructosa. La glucosa, obviamente, es la forma de azúcar en su sangre que usted comprueba al ser diabético. La fructosa es el principal carbohidrato en la mayoría de frutas. Bien, si viene de la fruta, es sano, ¿no? No exactamente. Aunque está bien consumir pequeñas cantidades de fructosa porque su cuerpo lo metaboliza de modo diferente y no desencadena el centro de control del apetito de su cuerpo, consumir grandes cantidades le prepara para un aumento de peso nada sano.

Ya que el HFCS está en muchos alimentos comerciales y productos para beber, yo recomiendo encarecidamente que se quede en los pasillos externos en el supermercado y compre productos frescos, granos integrales y carnes magras. Evite los pasillos centrales, y estará en camino de evitar el riesgo de consumir un azúcar "furtivo" que está oculto en un producto alimenticio empaquetado y procesado. Muchos investigadores creen que la excesiva ingesta de HFCS de los americanos es responsable de nuestra epidemia de diabetes.

El HFCS representa el 40 por ciento de edulcorantes calóricos añadidos a alimentos y bebidas, y es el único edulcorante en los refrescos en los Estados Unidos. Ahora EE.UU. consume aproximadamente 2.700 kilos al año de HFCS. El hígado metaboliza la fructosa en grasa con más rapidez que la glucosa. Consumir HFCS puede conducir a hepatopatía grasa no alcohólica, que normalmente precede al resistencia a la insulina y la diabetes tipo 2. Si el HFCS es uno de los primeros ingredientes en la etiqueta del alimento, no lo coma ni lo beba. A continuación hay una lista de alimentos altos en HFCS:

- Refrescos
- Paletas heladas
- Siropes
- Yogur helado
- Cereales para desayuno
- Frutas enlatadas
- Yogur con sabor a fruta
- Salsa ketchup y barbacoa
- Salsa para pasta en tarros y latas
- Bebidas de fruta que no sean 100 por ciento fruta

Diabetes gestacional

La diabetes gestacional es una forma de diabetes adquirida durante el embarazo, y sólo se produce aproximadamente en el

2 por ciento de los embarazos. La diabetes gestacional se debe al crecimiento del feto y la secreción de hormonas de la placenta, que disminuyen la sensibilidad del cuerpo a la insulina y puede causar diabetes.

Si una mujer contrae diabetes gestacional, normalmente se va después de dar a luz. Sólo entre un 5 y un 10 por ciento de las mujeres con diabetes gestacional se descubre que tienen diabetes tipo 2 después de dar a luz. Sin embargo, sí aumenta el riesgo de que la mujer desarrolle diabetes tipo 2 más adelante en la vida. Los estudios demuestran que entre el 40 y el 60 por ciento de las mujeres que desarrollaron diabetes gestacional desarrollaron diabetes tipo 2 entre cinco a diez años después del embarazo. La diabetes gestacional ocurre más frecuentemente entre afroamericanas, indias americanas e hispanas americanas.

SÍNDROME METABÓLICO

Muchos individuos que tienen prediabetes y diabetes tipo 2 también tienen síndrome metabólico (anteriormente denominado síndrome X). El síndrome metabólico es sencillamente un grupo de factores de riesgo, y cuantos más de esos factores de riesgo tenga usted, mayor será su riesgo de enfermedad del corazón, derrame cerebral y diabetes.

Usted tiene síndrome metabólico si tiene al menos tres de los siguientes criterios:

- Un contorno de cintura mayor de un metro en hombres o 90 cm en mujeres
- Alta presión sanguínea (130/85 o más)
- Azúcar en la sangre en ayunas de 100 ml/dL o más

- Nivel de triglicéridos de 150 mg/dL o más
- Bajo colesterol HDL (bueno) (por debajo de 40 mg/dL en hombres o 50 mg/dL en mujeres)

Casi un 25 por ciento de los adultos estadounidenses tienen síndrome metabólico. Las probabilidades de desarrollar síndrome metabólico están estrechamente relacionadas con el sobrepeso, la obesidad y un estilo de vida inactivo.[8]

EL ESTRÉS Y LA DIABETES

El estrés excesivo puede aumentar los niveles de glucosa en pacientes con diabetes, predisponiéndolos a complicaciones a largo plazo, incluyendo enfermedades renales, enfermedades oculares, neuropatía y enfermedades vasculares.

En un estudio, pacientes diabéticos participaron al azar en sesiones de educación con y sin formación para el manejo del estrés. La formación para el manejo del estrés incluía relajación progresiva de músculos, técnicas de respiración e imágenes mentales. Todos los participantes tenían al menos treinta años de edad y manejaban su diabetes con dieta, ejercicio o medicamentos sin insulina.[9]

Al final de un año, el 32 por ciento de los pacientes en el grupo de manejo del estrés tenían niveles de hemoglobina A1C que habían disminuido en un 1 por ciento o más. La hemoglobina A1C es un análisis de sangre estándar utilizado para determinar los niveles promedio de azúcar en la sangre durante un período de algunos meses. Disminuir la hemoglobina A1C en un 1 por ciento se considera muy importante, y el manejo del estrés lo hizo en una tercera parte de los pacientes. Sin embargo, sólo el 12 por ciento de los sujetos de control tenían niveles de hemoglobina A1C que fueron disminuidos tanto.[10]

La reducción del estrés es muy importante para ayudar a

controlar la diabetes, ya que altos niveles de cortisol, que es la principal hormona del estrés, también están relacionados con mayor grasa abdominal, elevaciones del azúcar en la sangre y mayores niveles de insulina. Yo enseño numerosas técnicas de reducción del estrés en mi libro *Stress Less*. Le recomiendo encarecidamente que lea ese libro.

SÍNTOMAS QUE NO DEBE PASAR POR ALTO

Como con la mayoría de enfermedades, la detección precoz de la diabetes es muy importante. Los enemigos silenciosos a veces infligen el mayor daño. Afortunadamente, la diabetes tipo 2 tiene algunos síntomas reveladores que pueden señalarle hacia un problema que necesita atención:

- Frecuencia de micción y micción durante la noche
- Mayor hambre y sed
- Sentimientos de irritabilidad, fatiga o náuseas
- Visión borrosa
- Hormigueo, adormecimiento o pérdida de sensibilidad en manos o pies
- Picor y sequedad en la piel
- Heridas que no se curan
- Infecciones de la piel, encías, vagina o vejiga repetidas o difíciles de curar
- Pérdida de cabello en piernas y pies

Algunos de estos síntomas pueden producirse de vez en cuando sencillamente porque usted beba demasiado líquido una noche, haya comido alimentos picantes o se quede despierto hasta muy

Conocer a su enemigo

tarde. Sin embargo si experimenta uno o más de estos síntomas regularmente, concierte una cita con su médico para que le haga análisis de diabetes y prediabetes. Entonces puede usted aplicar las verdades de este libro y de la Palabra de Dios a la situación. Por encima de todo, no se rinda al temor o la apatía.

TRATABLE Y VENCIBLE

Como con la mayoría de enfermedades, se producen graves complicaciones de la salud cuando alguien con diabetes no hace nada con respecto a esta enfermedad tratable y vencible. Las complicaciones más graves de la diabetes incluyen: retinopatía diabética (la causa principal de ceguera en los Estados Unidos), neuropatía diabética (una degeneración de nervios periféricos que conduce a hormigueo, adormecimiento, dolor y debilidad normalmente en extremidades como piernas y pies), enfermedad renal y arteriosclerosis (estrechez de las arterias debido a depósitos de grasa en las paredes arteriales).

> Y dijo Dios: He aquí que os he dado toda planta que da semilla, que está sobre toda la tierra, y todo árbol en que hay fruto y que da semilla; os serán para comer. Y a toda bestia de la tierra, y a todas las aves de los cielos, y a todo lo que se arrastra sobre la tierra, en que hay vida, toda planta verde les será para comer. Y fue así.
>
> —GÉNESIS 1:29-30

Los diabéticos—particularmente quienes no controlan sus niveles de insulina y azúcar en la sangre mediante una dieta adecuada, ejercicio y estilo de vida—son más propensos a enfermedades del corazón, ataques al corazón, enfermedad renal (una de las causas principales de muerte en diabéticos), úlceras en los pies (normalmente debido a una mala circulación sanguínea) y enfermedad de los nervios periféricos de los pies.

LAS COMPLICACIONES A LARGO PLAZO DE LA DIABETES (TERMITAS)

La mayoría de personas con diabetes cree que nunca desarrollará complicaciones a largo plazo de la enfermedad. Razonan que seguramente tendrán señales y síntomas precoces antes de desarrollar esas terribles complicaciones de la diabetes, o suponen que podrán tomar medicinas que reviertan esas enfermedades.

Con frecuencia les digo a las personas que la diabetes es muy similar a una casa con termitas, y cuando las termitas han estado carcomiendo la casa durante años, un día, cuando usted intenta colgar un cuadro en la pared, puede que aparezca de repente un gran agujero, puede que su puerta se quede atascada y, al abrir la puerta, puede hundirse el marco. Ahora bien, eso no sucede inmediatamente con las termitas, sino después de años de infestación de termitas.

La diabetes mal controlada es un asesino silencioso que trabaja de modo muy parecido a las termitas. Después de años o décadas, comienzan a surgir de repente terribles enfermedades como resultado de la diabetes por mucho tiempo. Los medicamentos pueden ralentizar el proceso o controlar los síntomas, pero normalmente no llegan a la raíz del problema.

El Instituto Nacional de la Salud (NIH) dice que la diabetes contribuye a las siguientes enfermedades y complicaciones de salud:

- *Enfermedad vascular.* Los individuos con diabetes prolongada y mal controlada también tienen mucho más riesgo de desarrollar enfermedad vascular (enfermedad de los vasos sanguíneos). Un elevado azúcar en la sangre continuado finalmente acelera la formación de placa en todas las arterias del cuerpo. A medida que la placa se acumula en las arterias coronarias por la diabetes, las personas son más propensas a desarrollar enfermedades de corazón o sufrir un ataque al corazón.

- Muchos diabéticos sufren ataques al corazón, y debido a la neuropatía, puede que no experimenten el típico dolor agudo en el pecho relacionado con los ataques al corazón. Algunos realmente experimentan ataques al corazón silenciosos, en los que no sienten ningún dolor.

- Otro tipo de enfermedad vascular causada por la diabetes es la enfermedad vascular periférica, o coagulación de las arterias, especialmente en los pies y las piernas. Muchos diabéticos a largo plazo ya no pueden sentir su pulso en los pies, o experimentan *claudicación* (dolor en las pantorrillas al caminar que se calma al descansar), ambos síntomas de enfermedad vascular periférica.

- Los diabéticos a largo plazo que fuman y tienen hipertensión y elevado colesterol tienen un riesgo mucho mayor de desarrollar enfermedad vascular periférica. Aceite de pescado, aspirina y medicamentos, junto con agresivas modificaciones del factor de riesgo como el control del azúcar en la sangre, normalmente son necesarios para ayudar a personas con enfermedad vascular periférica.[11]

- *Derrame cerebral.* El derrame a veces se denomina ataque al corazón del cerebro. Los diabéticos son muy propensos a la acumulación de placa en las arterias que suministran sangre al cerebro, poniéndolas en mayor riesgo de derrame. Un diabético puede tener un AIT (ataque isquémico transitorio) en el que desarrolle dificultad en el habla, adormecimiento o debilidad en un lado del cuerpo que normalmente desaparece después de unas horas. Tener un AIT es una señal muy amenazadora de un inminente derrame, y debería acudir a urgencias o visitar a su médico de inmediato si lo experimenta.[12]

- *Alta presión sanguínea.* Aproximadamente el 73 por ciento de los adultos con diabetes también tienen alta presión sanguínea o están tomando medicinas para la hipertensión.[13] La causa debería ser obvia, considerando los efectos de la diabetes en el sistema cardiovascular y circulatorio mencionados anteriormente.

- *Enfermedades oculares.* La diabetes a largo plazo también afecta a los ojos, y puede conducir a retinopatía diabética, pérdida de visión y eventual ceguera. La retinopatía diabética es una enfermedad, que se ve en diabéticos que han tenido la enfermedad durante más de diez años. Entre el 40 y el 45 por ciento de las personas con diabetes tienen alguna etapa de retinopatía diabética.[14] La retinopatía diabética causa hasta veinticuatro mil nuevos casos de ceguera cada año.[15]

- Sin un buen control del azúcar en la sangre se producen numerosos cambios en los ojos que pueden verse en la retina. La diabetes causa un debilitamiento de los diminutos vasos sanguíneos de los ojos, y finalmente pueden romperse y formar hemorragias de retina. Esas hemorragias pueden formar coágulos que finalmente puedan causar desprendimiento de retina.

- Si es usted diabético, es muy importante que un oftalmólogo le examine anualmente. Un oftalmólogo examinará los ojos, buscando concienzudamente señales de retinopatía. Puede que decida utilizar cirugía láser para salvar su visión, pero como resultado de la cirugía láser, algunos pueden tener pérdida menor de visión y también una disminución de visión nocturna. Por eso es críticamente importante mantener un buen control del azúcar en la sangre si se detecta retinopatía diabética.

- *Enfermedad renal.* En los Estados Unidos, la diabetes es la causa subyacente de aproximadamente la mitad de las personas que requieren diálisis continuada, al igual que la principal causa de fallo renal.[16]

- Sin embargo, no deje que esas estadísticas le asusten. La mayoría de personas con diabetes *no* desarrollan enfermedad renal y en aquellas que lo hacen, la mayoría no progresa hasta el fallo renal. Esto es una buena noticia. Significa que aunque tenga diabetes, sencillamente controlar el azúcar en la sangre casi siempre evitará la enfermedad renal.

17

- Controlar su azúcar en la sangre y la presión sanguínea, junto con mantener una dieta sana y perder peso, es críticamente importante si está usted afrontando el desafío de la enfermedad renal. Puede que su médico le recete una medicación como un inhibidor de ACE, y yo recomiendo una forma de vitamina B_6, que también ayuda a proteger los riñones. Aprenderá más al respecto en el capítulo 5.

- El fallo renal puede evitarse si la enfermedad renal se detecta de forma precoz. Pero las primeras etapas de la enfermedad renal normalmente no se detectan en un análisis de orina regular. Por tanto, es importante hacerse un análisis específico de albúmina que puede detectar la proteína en la orina años antes de que pueda hacerlo un análisis de orina normal. Asegúrese de que su médico analice el nivel de microalbúmina en su orina al menos una vez al año.

- *Neuropatía diabética*. La diabetes a largo plazo finalmente afecta a los nervios, conduciendo a la neuropatía diabética. Aproximadamente entre el 60 y 70 por ciento de los diabéticos tienen alguna forma de daño nervioso periférico, lo cual con frecuencia afecta a pies y manos, y el paciente normalmente describe síntomas de adormecimiento o menor capacidad de sentir el toque ligero y el dolor.[17] También, normalmente desarrollan sensación de ardor o de hormigueo, extrema sensibilidad al toque, especialmente en los pies, y sus síntomas normalmente empeoran en la noche.

- La neuropatía diabética puede finalmente conducir a úlceras en los pies. A veces, esas úlceras en los pies se infectan, y si no se tratan con rapidez, pueden conducir a graves infecciones y una eventual amputación. Mantener un buen cuidado de los pies, llevar zapatos y calcetines cómodos, inspeccionar detalladamente sus pies cada día y mantener un buen control del azúcar en la sangre, son importantes para tratar la neuropatía diabética. Yo también recomiendo a mis pacientes diabéticos que nunca salgan al exterior descalzos.

- También recomiendo que los pacientes con neuropatía diabética visiten a un podólogo o especialista de los pies regularmente. En el capítulo 5 encontrará estupendos suplementos nutricionales que normalmente son muy eficaces para ayudar en la neuropatía diabética.

- *Amputaciones.* Más de la mitad de las amputaciones de extremidades inferiores en los Estados Unidos se producen entre personas con diabetes. En años recientes, este número se ha extendido hasta setenta y una mil amputaciones de extremidades inferiores al año realizadas a personas con diabetes.[18] Las extremidades inferiores son más susceptibles a la mala circulación causada por la diabetes sencillamente porque están más lejos del corazón. Los nutrientes y el oxígeno en el flujo sanguíneo deben recorrer una distancia mucho mayor de vasos sanguíneos y capilares para alimentar a las células en los pies y los dedos de los pies.

- *Enfermedades dentales.* Las enfermedades dentales, en forma de enfermedad periodontal (un tipo de enfermedad de las encías que puede conducir a pérdida de dientes), se produce con mayor frecuencia y gravedad entre personas con diabetes. Las personas con una diabetes mal controlada tienen tres veces más probabilidad de desarrollar periodontitis grave que quienes no tienen diabetes.[19]

- *Complicaciones en el embarazo.* Una diabetes mal controlada antes de la concepción y durante los tres primeros meses de embarazo puede causar importantes defectos de nacimiento e incluso un aborto espontáneo. Durante el segundo y el tercer trimestre, si la diabetes no se controla, puede dar como resultado bebés grandes, planteando un riesgo para la madre y para el niño.[20]

- *Otras enfermedades.* Los diabéticos también son más susceptibles a otras enfermedades, y tienen un pronóstico peor si sufren estas enfermedades. Por ejemplo, los diabéticos tienen más probabilidades de morir de gripe y neumonía que los no diabéticos.[21]

- *Disfunción eréctil.* Una complicación muy común de la diabetes es la impotencia o disfunción eréctil, que es la incapacidad de tener como mantener una erección suficiente para el acto sexual. Se calcula que entre el 50 y 60 por ciento de hombres diabéticos de más de cincuenta años de edad experimentarán disfunción eréctil.[22] Sin embargo, si se descubre con bastante precocidad, puede evitarse o incluso revertirse perdiendo grasa abdominal, controlando el azúcar en la sangre con dieta y ejercicio, reduciendo el estrés y tomando suplementos y sustitución de hormonas.

LAS BUENAS NOTICIAS

Después de leer todas estas sombrías complicaciones, puede que se sienta como el diminuto David cuando estaba delante del gigante llamado Goliat. No se rinda al temor. Estas son las complicaciones que afectan con mayor frecuencia a los diabéticos cuyos niveles de azúcar en la sangre no están controlados mediante una dieta adecuada y ejercicio.

Ante estos hechos médicos, su objetivo es aprovechar la abundancia de sabiduría que hay en la Palabra de Dios y en el conocimiento médico que Él nos ha dado a lo largo de los siglos para evitar esas complicaciones por completo eligiendo correctamente. Más importante aún, su objetivo principal es aferrarse a la sanidad que Jesús le ofrece.

Una oración de **LA CURA BÍBLICA** *para usted*

Amado Padre celestial, ayúdame a elegir sabiamente y seguir las pautas que hay en tu Palabra con respecto a escoger alimentos, estilo de vida, oración y una vida mental que esté saturada de tu Palabra viva. Gracias por escucharme y responder mi oración, de modo que sea libre para servirte con toda mi mente, cuerpo, alma y fuerzas. Amén.

Una receta de **LA CURA BÍBLICA**
Edificador de fe

> Mas él herido fue por nuestras rebeliones, molido por
> nuestros pecados; el castigo de nuestra paz fue sobre él,
> y por su llaga fuimos nosotros curados.
>
> —ISAÍAS 53:5

Escriba este versículo e inserte en él su propio nombre: "Mas él
herido fue por las rebeliones de _____ , molido por los pecados
de _____; el castigo de nuestra paz fue sobre él, y por su llaga
fue _____ curado".

Escriba una oración personal a Jesucristo, dándole gracias por inter-
cambiar la salud de Él por el dolor de usted. Dele gracias por tomar
en su propio cuerpo el poder de la enfermedad para poder comprar
la sanidad de usted de la diabetes.

_____

_____

_____

_____

_____

_____

_____

COMBATIR LA DIABETES CON BUENA NUTRICIÓN

E L MISMO DIOS que diseñó maravillosamente su cuerpo como una creación increíble y viva y creó su páncreas para producir insulina, también diseñó el cuerpo humano para operar al máximo rendimiento y salud cuando se le proporciona una adecuada nutrición. Si es usted diabético, ¡lo que come marca toda la diferencia del mundo!

Pida a Dios que le dé una nueva manera de ver la nutrición. Se sorprenderá del modo en que comienza a cambiar su modo de pensar sobre los alimentos. En primer lugar, y lo más importante, debe usted dejar de mirar la báscula y comenzar a mirar el contorno de su cintura como un indicador clave del manejo del peso.

SU CONTORNO DE CINTURA ES SU SALVAVIDAS

¿Por qué esperar hasta tener una complicación importante como la lista de la que hablamos al final del capítulo 1 antes de comenzar a controlar el azúcar de su sangre? Adopte un enfoque proactivo de la diabetes entendiendo primero que su contorno de cintura es su salvavidas. Si la medida de su cintura aumenta, su azúcar en la sangre normalmente aumentará y si el contorno de su cintura disminuye, su azúcar en la sangre normalmente disminuirá. Al enfocarse en el contorno de su cintura y seguir el plan de un médico y consejos de ejercicio para disminuir su cintura, descubrirá que el azúcar en su sangre disminuirá de acuerdo a la medida de su cintura.

Comencemos entendiendo cómo medir su cintura. A lo largo de los años, he descubierto que muchos hombres no miden su cintura correctamente. Puede que tengan una cintura de metro y medio, pero no se dan cuenta porque siguen encajando en unos pantalones de 80 cm de cintura. Su inmenso abdomen cuelga por encima del cinturón, y aún así presumen de tener una cintura de 80 cm.

También, a lo largo de los últimos años, los pantalones con cintura baja se han vuelto populares en el estilo de vestir de muchas mujeres. Como resultado, he visto también cada vez más mujeres tomar medidas demasiado bajas de su cintura.

El contorno de su cintura se mide alrededor de su ombligo (y alrededor de sus curvas de la felicidad si las tiene). Yo he tenido pacientes que quedaron sorprendidos por la realidad de su verdadero contorno de cintura cuando les mostré el lugar adecuado donde medirlo. Mientras asumen la realidad, les ayudo a desarrollar el siguiente plan para alcanzar su objetivo de contorno de cintura.

En primer lugar, ponga a un lado su báscula, pues pesarse cada día o cada semana normalmente conduce a la decepción, y puede que finalmente usted se rinda. En cambio, siga su contorno de cintura mensualmente.

En segundo lugar, establezca un objetivo de contorno de cintura. Inicialmente, el objetivo de contorno de cintura para un hombre con diabetes o prediabetes es de un metro o menos. Para una mujer con prediabetes o diabetes, el objetivo es tener un contorno de cintura de 88 cm o menos.

En tercer lugar, mida su altura en pulgadas y divídala por dos. Finalmente, su contorno de cintura debería ser igual a este número o menos. En otras palabras, su cintura debería medir la mitad de su altura o menos.

Observe que este es el *tercer* paso, especialmente para prediabéticos y diabéticos tipo 2. Disminuya su cintura hasta un metro o menos (para hombres) u 88 cm o menos (para mujeres) antes de preocuparse de llevarlo hasta la mitad de su altura o menos.

Puedo prometerle que se sorprenderá a medida que el azúcar en su sangre disminuye con cada centímetro que pierde de cintura.

¿QUÉ ES EL ÍNDICE GLICÉMICO?

El índice glicémico da una indicación de la velocidad a la cual diferentes carbohidratos se descomponen para liberar azúcar al flujo sanguíneo. De modo más preciso, asigna un valor numérico a la rapidez con que aumenta el azúcar en la sangre después de consumir un alimento que contenga carbohidratos. Tenga en mente el hecho de que el índice glicémico es sólo para los carbohidratos, y no para las grasas o las proteínas.

Los azúcares y carbohidratos que se digieren rápidamente, como pan blanco, arroz blanco y puré de patatas instantáneo, elevan rápidamente el azúcar en la sangre. Se consideran alimentos de alto glicémico porque tienen un índice glicémico de 70 o más. Si el índice glicémico para cierto alimento es alto, entonces elevará los niveles de azúcar en la sangre con mucha mayor rapidez (esto es malo). Elevados niveles de azúcar en la sangre, a su vez, aumentan la cantidad de insulina que será secretada por los diabéticos tipo 2 y los prediabéticos para equilibrar otra vez el nivel de azúcar en la sangre.

> Por nada estéis afanosos, sino sean conocidas vuestras peticiones delante de Dios en toda oración y ruego, con acción de gracias. Y la paz de Dios, que sobrepasa todo entendimiento, guardará vuestros corazones y vuestros pensamientos en Cristo Jesús.
> —FILIPENSES 4:6-7

Por otro lado, si alimentos que contienen carbohidratos se digieren lentamente y, por tanto, liberan azúcares gradualmente o lentamente al flujo sanguíneo tienen un valor de índice glicémico bajo, de 55 o menos. Entre estos alimentos se incluyen la mayoría de verduras y frutas, alubias, guisantes, lentejas, batatas y similares. Debido a que esos alimentos hacen que el azúcar en la sangre aumente de modo más lento, los niveles de insulina no se elevan de modo significativo y los niveles de azúcar en la sangre están estabilizados durante un período más largo de tiempo. Los alimentos de bajo glicémico también causan que se liberen hormonas de la saciedad en el intestino delgado, lo cual le mantiene satisfecho más tiempo.

Como ejemplo de los diversos valores de índice glicémico de diferentes alimentos, la glucosa tiene un valor de 100, mientras que el brócoli y la col, que contienen pocos o ningún carbohidrato, tienen un valor de 0 a 1. Ciertamente, no hay nada extravagante con respecto al índice glicémico. Uno de los factores más importantes que puede determinar el valor del índice glicémico de los alimentos es sencillamente cuánto se ha procesado el alimento. Hablando en general, cuanto más procesado esté un alimento, mayor es su valor de índice glicémico; cuanto más natural sea un alimento, menor es su valor de índice glicémico.

Un consejo de salud de LA CURA BÍBLICA
Regla general: el índice glicémico

Alimentos de bajo glicémico son 55 o menos.
Alimentos de medio glicémico son 56 a 69.
Alimentos de alto glicémico son 70 y por encima.

LA CARGA GLICÉMICA

Casi veinte años después de que se estableciera el índice glicémico como estándar de medida, investigadores de la Universidad de Harvard desarrollaron una nueva manera de clasificar los alimentos que tenía en cuenta no sólo el valor de índice glicémico de un alimento sino también la cantidad de carbohidratos que contiene ese alimento. Eso se denomina carga glicémica (CG), y nos proporciona una guía con respecto a qué cantidad de un carbohidrato o alimento en particular deberíamos comer.

Durante un período de tiempo, los nutricionistas se rascaban la cabeza a medida que pacientes que deseaban perder peso comían alimentos bajo glicémicos y sin embargo no perdían peso. De hecho, algunos realmente subían de peso. El problema, descubrieron mediante la CG, era que consumir en exceso muchos tipos de alimentos de bajo glicémico realmente puede conducir a aumentar de peso. Y esos pacientes estaban comiendo todos los alimentos de bajo glicémico que querían, sencillamente porque les habían dicho que los alimentos con un valor bajo de índice glicémico eran mejores para perder peso.

Se puede determinar la carga glicémica de un alimento triplicando el valor de índice glicémico por la cantidad de carbohidratos que contiene una ración (en gramos), y después dividiendo ese número por 100. La fórmula es como sigue:

(Valor de índice glicémico x gramos de carbohidratos por ración) / 100 = carga glicémica

Para mostrarle lo importante que es la CG, permítame poner algunos ejemplos. Algunas pastas de trigo tienen un valor de índice glicémico bajo, lo cual hace que muchos dietistas crean que son una clave automática para perder peso. Sin embargo, si el tamaño de una ración de esa pasta de trigo es demasiado grande, puede sabotear sus esfuerzos para perder peso porque a pesar de un valor de índice glicémico bajo, la CG es alta. En el otro extremo, la sandía tiene un valor de índice glicémico alto pero una CG muy baja, lo cual la hace adecuada para comerla en mayor cantidad. Un ejemplo más: la CG de las patatas blancas es el doble que de las batatas.

> Mas a Jehová vuestro Dios serviréis, y él bendecirá tu pan y tus aguas; y yo quitaré toda enfermedad de en medio de ti.
>
> —ÉXODO 23:25

No se preocupe. No estoy recomendando que usted calcule la CG de cada cosa en cada comida que haga. El punto principal es que al entender la CG, usted puede identificar qué alimentos de bajo glicémico pueden causar problemas si come mucha cantidad de ellos. Incluyen panes de bajo glicémico, arroz de bajo glicémico, batatas, pasta de baja glicémico y cereales de bajo glicémico. Como regla general, cualquier cantidad abundante de un alimento "rico en almidones" de bajo glicémico normalmente tendrá una elevada CG, así que limite la ración para que no sea mayor que una pelota de tenis.

Tenga en mente también que si utiliza la CG sin considerar el índice glicémico, probablemente estará comiendo más una dieta tipo Atkins con muchas grasas y proteínas y muy pocos carbohidratos, lo cual, a la larga, no es una manera sana de comer y puede causar resistencia a la insulina.

Un consejo de salud de LA CURA BÍBLICA
Valores glicémicos de alimentos comunes[1]

Para consultar los valores glicémicos de otros alimentos no enumerados a continuación, visite www.glycemicindex.com.

Alimento	Valor de índice glicémico
Espárrago	<15
Brócoli	<15
Apio	<15
Pepino	<15
Judías verdes	<15
Lechuga, todas variedades	<15
Yogur desnatado (artificialmente edulcorado)	<15
Pimiento, todas variedades	<15
Espinaca	<15
Calabacín	<15
Tomates	15
Cerezas	22
Leche (desnatada)	32
Spaguetti (trigo integral)	37
Manzana	38

Alimento	Valor de índice glicémico
Salvado	42
Sopa de lentejas (enlatada)	44
Pan integral	50
Jugo de naranja	52
Plátano	54
Batata	54
Arroz (integral)	55
Palomitas de maíz	55
Muesli	56
Pan integral	69
Sandía	72
Rosquilla	76
Pasteles de arroz	77
Corn flakes	83
Patata (asada)	85
Baguette	95
Chirivía	97
Dátiles	103

Otros alimentos con índices glicémicos altos que necesita limitar o evitar incluyen: puré de patata instantáneo, arroz instantáneo, pan francés, arroz blanco, maíz, avenas procesadas, patatas instantáneas, zanahorias cocinadas, miel, pasas, frutas deshidratadas, barras de caramelo, galletas saladas, galletas, helado y pasteles. Si es usted diabético, debería comer estos alimentos muy de vez en cuando o evitarlos por completo.

Recuerde que los alimentos de alto glicémico y los carbohidratos de alta densidad elevan rápidamente el azúcar en la sangre, lo cual a su vez eleva los niveles de insulina. Cuando esto ocurre a largo plazo, los altos niveles de insulina hacen que sus células se vuelvan resistentes a la insulina. Se podría decir que esos alimentos de alto glicémico son similares a una toxina en un individuo con diabetes tipo 2.

> Si oyeres atentamente la voz de Jehová tu Dios, e hicieres lo recto delante de sus ojos, y dieres oído a sus mandamientos, y guardares todos sus estatutos, ninguna enfermedad de las que envié a los egipcios te enviaré a ti; porque yo soy Jehová tu sanador.
> —ÉXODO 15:26

Si tiene usted diabetes tipo 2, su páncreas puede estar produciendo unas cuatro veces más insulina que el páncreas de un no diabético. La clave para corregir la resistencia a la insulina de sus células es seguir la dieta adecuada. Debe disminuir o evitar los azúcares y las féculas de alto glicémico, como panes, arroz blanco, patatas y maíz, y disminuir las grasas, incluyendo las grasas saturadas, y los alimentos fritos. Si hace usted eso, sus células finalmente se recuperarán, y comenzarán a tener otra vez su sensibilidad a la insulina. Usted tiene la clave.

LA BIBLIA Y LAS GRASAS

Curiosamente, comer ciertas grasas está condenado en la Biblia. Dios manda: "Estatuto perpetuo será por vuestras edades, dondequiera que habitéis, que ninguna grosura ni ninguna sangre comeréis" (Levítico 3:17). Este versículo se refiere a la tóxica grasa abdominal del animal, que también incluye la grasa alrededor de los riñones y el hígado. Dios creó nuestro cuerpo y sabe cómo ha sido diseñado para funcionar mejor. Le aliento a que sustituya la mantequilla, la crema y otras grasas por una pequeña cantidad de aceite de oliva extra virgen y aceite de linaza, al igual que otros aceites sanos. No cocine con aceite de linaza; escoja siempre raciones de carne bajas en grasas. Evite especialmente las grasas trans, grasas hidrogenadas y grasas parcialmente hidrogenadas. Cantidades excesivas de grasas saturadas y cualquier grasa trans están relacionadas con la resistencia a la insulina. Para más información sobre este tema, consulte *Los siete pilares de la salud.*

Un consejo de salud de LA CURA BÍBLICA
Alimentos diabetogénicos

El Dr. Gabriel Cousens, autor de *Hay una cura para la diabetes*, recomienda los siguientes alimentos por sus propiedades terapéuticas en el tratamiento de la diabetes.[2]

- Alcachofa de Jerusalén: una medicina herbal que contiene insulina, que evita que el azúcar en la sangre se eleve rápidamente.

- Melón amargo: una fruta tropical que se parece al pepino y contiene varias propiedades antidiabéticas.

- Pepino: contiene una hormona que su páncreas necesita para producir insulina.

- Apio: tiene cualidades antidiabetogénicas generales, y también ayuda a disminuir su presión sanguínea, lo cual es un síntoma del síndrome metabólico.

- Ajo y cebolla: contienen compuestos de sulfuro, y se cree que son la razón de sus efectos antidiabéticos.

- Nueces: un puñado contiene elevadas cantidades de grasa monoinsaturada, ácidos grasos omega-3 y ácido alfalinoleico (ALA), que ayudan a disminuir el colesterol y las grasas en su sangre y son importantes para proteger contra la diabetes.

- Almendras; un puñado proporciona vitamina E, magnesio y fibra. *The Journal of Nutrition* afirmaba que almendras y nueces proporcionan control glicémico cuando se añaden a una comida alta en carbohidratos.

- Alga marina: esta verdura marina fomenta la salud tiroidea, y su tiroides controla su metabolismo, el cual a su vez afecta a su capacidad de perder peso.

FANTÁSTICA FIBRA

Otra manera importante en que puede luchar contra la diabetes mediante la nutrición es aumentando la fibra en su dieta. La fibra dietética es muy importante para ayudar a controlar la diabetes. La fibra ralentiza la digestión y absorción de carbohidratos, y eso permite una elevación más gradual del azúcar en la sangre.

Si tiene usted diabetes, una significativa cantidad de las calorías de los carbohidratos que come deberían provenir de verduras, incluyendo guisantes, frijoles, lentejas y legumbres. Esos vegetales normalmente contienen grandes cantidades de fibra. Cuanta más fibra soluble haya en su dieta, mejor control tendrá su cuerpo del azúcar en la sangre.

> Por tanto os digo: No os afanéis por vuestra vida, qué habéis de comer o qué habéis de beber; ni por vuestro cuerpo, qué habéis de vestir. ¿No es la vida más que el alimento, y el cuerpo más que el vestido? Mirad las aves del cielo, que no siembran, ni siegan, ni recogen en graneros; y vuestro Padre celestial las alimenta. ¿No valéis vosotros mucho más que ellas?
> —MATEO 6:25-26

Las fibras solubles en agua se encuentran en el salvado de avena, semillas como el psilium (el ingrediente principal en Metamucil), frutas y verduras (especialmente manzanas y peras), frijoles y frutos secos. Debería intentar tomar al menos 30 a 35 gr de fibra cada día. También debería tomar la fibra con las comidas a fin de evitar rápidas elevaciones del azúcar en la sangre.

Un consejo de salud de LA CURA BÍBLICA
Aumentar la fibra en su dieta

Podría probar las siguientes ideas para aumentar la fibra en su dieta:

1. Comer al menos cinco raciones de frutas y verduras cada día. Las frutas y verduras que son altas en fibra incluyen:

- Manzanas Granny
- Guisantes
- Brócoli
- Espinacas
- Frutos rojos
- Peras

- Coles de Bruselas
- Frijoles (todos los tipos)
- Chirivía
- Legumbres
- Zanahorias (sin cocinar)
- Lentejas

2. Sustituir panes y cereales hechos con harinas refinadas por panes y cereales integrales. Comer arroz integral en lugar de arroz blanco. Ejemplos de estos alimentos incluyen:

- Nueces, almendras y nueces de macadamia
- Harina de avena o harina de avena instantánea elevada en fibra
- Arroz integral
- Semillas de linaza, de chía, de cáñamo, de calabaza y de girasol
- Pan de Ezequiel u otro tipo de pan de cereal germinado

3. Comer cereales altos en fibra en el desayuno. Comprobar en las etiquetas de los paquetes las cantidades de fibra dietética de cada marca. Algunos cereales pueden tener menos fibra de lo que usted cree. Fiber One, Kashi Cinnamon Harvest y Kashi Island Vanilla son buenas elecciones

4. Comer frijoles, guisantes o lentejas cocinados varias veces por semana.

5. Tomar fibra PGX (dos o tres cápsulas con agua antes de cada comida).

Muchos alimentos contienen fibra dietética. Comer alimentos altos en fibra no sólo puede ayudar a aliviar algunos problemas con la diabetes, sino que también puede ayudar a disminuir su colesterol e incluso evitar enfermedades cardíacas y ciertos tipos de cáncer.

UNAS PALABRAS DE ADVERTENCIA

Al añadir fibra a su dieta, haga pequeños cambios a lo largo de un período de tiempo para ayudar a evitar la inflamación, retortijones de estómago o gases. Comience añadiendo uno de los alimentos enumerados anteriormente a su dieta, y después espere varios días o incluso una semana antes de realizar otro cambio. Si un cambio no parece funcionar para usted, pruebe con otro.

Es importante beber más líquidos cuando se aumenta la cantidad de fibra. Beba al menos dos vasos de agua adicionales al día cuando aumente su ingesta de fibra.

Esta información proporciona una perspectiva general sobre la fibra dietética, y puede que no se aplique a todo el mundo. He incluido algunos consejos en el capítulo 4 y el capítulo 5 para ayudarle a aumentar su ingesta de fibra mediante dieta y suplementos nutricionales. También recomiendo leer mi libro *La dieta "Yo sí puedo" de Dr. Colbert.*

Un consejo de salud de LA CURA BÍBLICA
Evitar la soja

Durante los últimos años he advertido a las personas sobre el uso de la soja porque he visto a muchas personas tener reacciones adversas a su consumo. Otros en la comunidad médica están comenzando también a hablar.

El Dr. Gabriel Cousens, denomina a la soja como un alimento *diabetogénico,* queriendo decir que produce diabetes. Cousens explica que el 90 por ciento de toda la soja está modificada genéticamente. La soja es también uno de los siete principales alergenos. Las isoflavonas en la soja pueden hacer a la persona estrogénica, contribuyendo al cáncer de mama y fibromas en el útero. Cousens también relaciona la soja con menor producción tiroidea, atrofia de crecimiento en niños, disminución del colesterol bueno (HDL), resistencia a la insulina, enfermedades del corazón y enfermedad de Alzheimer.[3]

¿Qué del pan?

A los americanos les encanta el pan blanco, el café y los perritos calientes. Sin embargo, el pan blanco procesado elimina todo el salvado y el germen, junto con aproximadamente el 80 por ciento de los nutrientes y prácticamente toda la fibra. Al blanquear la harina se destruyen incluso más vitaminas. Se añaden azúcar y grasas hidrogenadas, junto con vitaminas fabricadas. Al final, se obtiene un producto que es puro almidón: sin la fibra y el valor nutritivo de los panes integrales. Al añadir agua al pan blanco, se forma una sustancia pegajosa, parecida al pegamento. ¿Es sorprendente por qué este alimento necesita el doble de tiempo para ser eliminado del cuerpo?

El romance de EE.UU. con los alimentos procesados, como panes, patatas y otros granos, es uno de los principales motivos para ver a aumentar la diabetes cada año a ritmos alarmantes.

> Sé vivir humildemente, y sé tener abundancia; en todo y por todo estoy enseñado, así para estar saciado como para tener hambre, así para tener abundancia como para padecer necesidad. Todo lo puedo en Cristo que me fortalece.
> —Filipenses 4:13

Actualmente, las mejores elecciones de pan son los panes germinados que se encuentran en la mayoría de tiendas de salud. Yo personalmente escojo pan de Ezequiel, que está hecho de brotes de trigo, cebada y otros granos.

Recuerde: aunque los panes en el supermercado se denominen panes integrales, también pueden contener azúcar y grasas hidrogenadas y ser procesados de tal manera que tengan índices glicémicos bastante elevados. Por tanto, si mis pacientes diabéticos requieren pan, les recomiendo que coman cantidades moderadas de panes germinados, como el pan de Ezequiel, en la mañana o en el almuerzo. A mí me parece que saben mejor cuando se tuestan. Puede encontrar pan de Ezequiel en muchos supermercados en la sección de alimentos congelados y en línea. Pruébelo. ¡Le encantará el sabor! Los nuevos panes de doble fibra son un paso en la dirección correcta, pero yo sigo prefiriendo los panes germinados.

Un hecho de salud de LA CURA BÍBLICA

El café disminuye el riesgo de desarrollar diabetes

Tres estudios distintos han mostrado que el consumo de café ayuda a disminuir el riesgo de desarrollar diabetes tipo 2. Un análisis de más de diecisiete mil hombres y mujeres holandeses descubrió que cuanto más café bebe la persona, menor es el riesgo de desarrollar diabetes tipo 2. Consumir de tres a cuatro tazas de café por día disminuía el riesgo de desarrollar diabetes en un 23 por ciento, y las personas que bebían más de siete tazas por día dividían el riesgo por dos.[4]

Un estudio finlandés descubrió que consumir de tres a cuatro tazas de café por día disminuía el riesgo de diabetes tipo 2 en un 24 por ciento, y consumir diez tazas o más por día disminuía el riesgo en un 61 por ciento.[5]

Otro estudio de consumo de café exploró los beneficios del café con cafeína contra el descafeinado. Los hombres que bebían de una a tres tazas de café descafeinado por día disminuyeron su riesgo de diabetes en un 9 por ciento, mientras que quienes bebían cuatro tazas o más por día lo disminuyeron en un 26 por ciento.[6]

Por favor, observe que esos estudios se refieren a la *prevención* de la diabetes. Son necesarios más estudios antes de poder afirmar conclusivamente los efectos del café en personas que ya son diabéticas. Algunos estudios han mostrado que la cafeína en exceso eleva el azúcar en la sangre, y desafortunadamente, la mayoría de los estadounidenses consumen su café cargado de azúcar y crema, que también pueden elevar el azúcar en la sangre. Por esa razón, no aconsejo a las personas que tienen diabetes que consuman más de una o dos tazas de café orgánico (endulzado con stevia) por día.

Si está interesado en prevenir la diabetes, una alternativa a beber café es tomar extracto de baya de café. La baya de café es el fruto que produce granos de café. Los poderosos fitonutrientes que apagan los radicales libres y ayudan a manejar el azúcar en la sangre se encuentran en el fruto completo y no sólo en el grano. Yo generalmente recomiendo 100 mg de extracto de baya de café tres veces por día.

PALABRAS FINALES

En resumen, una dieta adecuada sigue siendo la piedra angular para el tratamiento de la diabetes. Si usted es diabético tipo 1, debe evitar el azúcar por completo y limitar de modo dramático las féculas. Evite también la fruta, porque puede elevar el azúcar en su sangre dramáticamente. Los alimentos altos en fibra como las legumbres (frijoles) y verduras de raíz (zanahorias no cocinadas) ayudarán a disminuir el azúcar en la sangre. Los diabéticos tipo 1 también deben evitar los jugos de fruta. Su médico o dietista debería supervisar detalladamente su dieta.

Sin embargo, si usted es diabético tipo 2, puede beneficiarse de pequeñas cantidades de frutas de bajo glicémico que sean altas en fibra, como las peras y las manzanas Granny, si se utilizan de modo conservador. No beba jugos de frutas ni coma compota de manzana.

El consejo dietético más importante es evitar el azúcar y limitar dramáticamente las féculas refinadas, incluyendo panes blancos, pasta refinada, patatas, la mayoría de cereales, arroz blanco y otros alimentos muy procesados.

Una oración de LA CURA BÍBLICA para usted

Amado Padre celestial, tú eres el único que me ayudará en mi vida si te lo permito. Tú no esperas que sea perfecto, tan sólo que te reciba en mi vida. Cuando lo he estropeado en mi forma de comer y vivir, tú estás listo para perdonarme y ayudarme a permanecer en el camino. Tu capacidad de perdonar es tan grande como tu capacidad de amar. Nunca olvidaré lo mucho que me amas. Amén.

R̶x̶ *Una receta de* LA CURA BÍBLICA

Hacia un nuevo estilo de vida nutricional

Enumere los cinco principales alimentos problemáticos que usted desea y que tienen un alto IG:

_____

_____

_____

_____

_____

Enumere cinco alimentos sanos que comerá esta semana en su lugar:

_____

_____

_____

_____

_____

LA NUEVA CURA BÍBLICA PARA LA DIABETES

¿En qué manera se necesita la ayuda de Dios para cambiar sus hábitos alimenticios?

_____

_____

_____

_____

_____

Escriba una oración de _La cura bíblica_ pidiendo la ayuda de Dios para realizar esos cambios.

_____

_____

_____

_____

_____

COMBATIR LA DIABETES CON ACTIVIDAD

S U CUERPO, EL lugar de morada del Espíritu de Dios, necesita ser protegido y mantenido sano. Recuerde que su cuerpo fue comprado por la sangre de Jesús, y debe usted glorificar a Dios en su cuerpo y en su espíritu (1 Corintios 6:20). Debe hacer usted su parte, lo cual implica escoger los alimentos y bebidas correctos regularmente. Debe tomar aliento y batallar continuamente contra la diabetes porque puede debilitar y dañar otros órganos en su cuerpo.

No puedo subrayar lo suficiente lo importante que es vencer su diabetes con ejercicio. El ejercicio tiene beneficios especiales para los diabéticos. Los estudios han mostrado que quienes tienen un estilo de vida físicamente activo son menos propensos a desarrollar diabetes tipo 2. Yo creo que se debe a que el ejercicio físico combate contra la raíz de la diabetes tipo 2, que comienza cuando las células musculares pierden su sensibilidad a la insulina. La investigación ha demostrado que sus células musculares tienen mucha menos probabilidad de volverse resistentes a la insulina si las mantiene usted en forma mediante el ejercicio regular.

Los estudios también han demostrado que el ejercicio regular mejora la tolerancia a la glucosa y disminuye también el azúcar en la sangre y los requisitos de insulina. Cuanto más tejido muscular desarrollemos en nuestros grandes grupos musculares, como los muslos y los glúteos, más azúcar será eliminado del flujo sanguíneo. Cuanto mayor es la masa muscular, especialmente en los grupos musculares grandes, se relaciona probablemente con una disminución correspondiente en la resistencia a la insulina. También, al quemar calorías, el ejercicio ayuda a controlar el peso, que es un importante factor en el manejo de la diabetes tipo 2.

Un estudio en el Instituto Cooper para la Investigación Aeróbica en Dallas muestra que estar en forma puede que sea lo más importante que se puede hacer para evitar la diabetes tipo 2. Los investigadores hicieron a 8.633 hombres de una media de edad de cuarenta y tres años una prueba en cinta andadora y después los analizaron para comprobar la diabetes seis años después. Los hombres que lograron un mal resultado en la prueba de fitness tenían casi cuatro veces más probabilidad de haber desarrollado la enfermedad que quienes habían logrado un buen resultado en la cinta. De hecho, las puntuaciones resultaron ser el indicador más preciso de diabetes, más que la edad, la obesidad, la presión sanguínea elevada o el historial familiar de la enfermedad.[1]

Un consejo de salud de LA CURA BÍBLICA
¡Importante!

Antes de participar en cualquier actividad o programa de ejercicios, por favor consulte a su médico para asegurarse de que está lo bastante sano para participar.

Si no participa al menos en treinta minutos de ejercicio por día, hable con su médico sobre maneras de incorporar más ejercicio a su vida diaria. Debido a que soy médico y he aconsejado a muchos pacientes a lo largo de los años, sé que la mayoría de personas visualizan inmediatamente el ejercicio solo como otra tarea, o piensan que será embarazoso, agotador o muy desagradable. Por tanto, en lugar de ejercicio, pensemos sencillamente en ello como "aumentar su nivel de actividad". A continuación hay algunos consejos para comenzar:

- En primer lugar, tiene que escoger una actividad que sea divertida y agradable. Nunca permanecerá en ningún programa de actividad si lo aborrece.

- También, creo que es mejor realizar su programa de actividad con un amigo o compañero.

- Asegúrese de vestir ropa y zapatos y calcetines cómodos.

- Si es usted diabético tipo 1, necesitará trabajar con su médico para ajustar sus dosis de insulina a la vez que aumenta su actividad. Entienda que el ejercicio disminuirá su azúcar en la sangre; esto puede ser potencialmente peligroso en un diabético tipo 1.

Ahora, hablemos de los diferentes tipos de actividades que usted puede escoger.

ACTIVIDAD AERÓBICA

Algunos ejemplos de actividad aeróbica son: caminar, ir en bicicleta, nada, hacer ejercicio en una máquina elíptica, bailar y hacer senderismo; es cualquier movimiento que aumente el pulso cardíaco lo suficiente para ayudarle a quemar grasa. Yo solía hacer que mis pacientes calculasen su zona de pulso cardíaco en entrenamiento y mantuvieran su pulso cardíaco en esa zona. Eso es bueno, sin duda y con el nuevo equipamiento para ejercicios aeróbicos uno sencillamente se agarra a los manillares y la máquina calcula por usted su pulso cardíaco. Sin embargo, he descubierto que la mayoría de diabéticos aborrecen ir a un gimnasio, y simplemente no hacen ejercicio. Para ellos, recomiendo la siguiente escala de esfuerzo percibido.

Un consejo de salud de LA CURA BÍBLICA
Escala de esfuerzo percibido

Esta es una escala que clasifica su esfuerzo percibido como:

1. Muy, muy ligero
2. Muy ligero
3. Bastante ligero
4. En cierto modo duro
5. Muy duro
6. Muy, muy duro

Normalmente, cuando hace ejercicio en el esfuerzo percibido en cierto modo duro, normalmente está en su zona objetivo de pulso cardíaco.

Una de las mejores actividades aeróbicas es sencillamente caminar enérgicamente. Una manera muy sencilla de entrar en su zona objetivo de pulso cardíaco es caminar lo bastante deprisa para no poder cantar y lo bastante despacio para poder hablar. Esta sencilla fórmula funciona para la mayoría de mis pacientes. Si usted camina tan despacio que puede cantar, sencillamente acelere; pero si camina tan de prisa que no puede hablar, entonces ralentice. Este es otro motivo por el cual necesita un compañero de actividad con quien hablar mientras camina.

Para los pacientes diabéticos con úlceras en los pies o adormecimiento, caminar no es la mejor actividad. En cambio, pueden probar ir en bicicleta, la máquina elíptica o actividades acuáticas. Asegúrese de inspeccionar bien sus pies antes y después de su sesión de actividad.

Si puede usted caminar, simplemente camine por su barrio o un parque cercano, comenzando con un paseo de cinco a diez minutos, y auméntelo gradualmente según lo tolere. Muchos de mis pacientes finalmente prefieren caminar durante diez a quince minutos en la mañana después del desayuno y de diez a quince minutos en la noche después de la cena.

Al dividir el programa de actividad en dos segmentos más breves, la mayoría de personas pueden manejarlo fácilmente. Simplemente sacar a su perro dos veces por día normalmente lo logrará. También es bueno caminar con la familia después de la cena y utilizar ese tiempo para conectar los unos con los otros, reírse y relajarse.

EJERCICIOS DE RESISTENCIA

El entrenamiento de resistencia normalmente involucra levantar pesas para formar músculo. He compartido esta sencilla regla general con mis pacientes diabéticos por años: cuanto más músculo haga en las extremidades inferiores y glúteos, generalmente mejor control del azúcar en la sangre tendrá.

> Cuando te sientes a comer con algún señor, considera bien lo que está delante de ti, y pon cuchillo a tu garganta, si tienes gran apetito. No codicies sus manjares delicados, porque es pan engañoso.
> —PROVERBIOS 23:1-3

Los estudios científicos han demostrado que una combinación de entrenamiento de resistencia y ejercicio aeróbico es la manera más efectiva de mejorar las sensibilidades a la insulina en diabéticos.[2] Por eso yo denomino la actividad aeróbica y el entrenamiento de resistencia puñetazo en dos tiempos para derrotar la diabetes tipo 2.

La actividad aeróbica combinada con el entrenamiento de resistencia mejorará el control del azúcar en la sangre aún mejor que la mayoría de medicamentos para la diabetes.

Yo normalmente hago que los pacientes comiencen con ejercicios sencillos de resistencia como los que describo en mi libro *Los siete pilares de la salud*, y después gradualmente algo que avancen hacia ejercicios de resistencia con pesas. Recomiendo encarecidamente comenzar con un entrenador personal certificado para que pueda enseñarle la técnica correcta y desarrollar un buen programa de resistencia con énfasis en aumentar la fuerza y la masa muscular en las extremidades inferiores.

Con el tiempo, veo que la mayoría de diabéticos se benefician de la actividad cinco veces por semana, al menos treinta a cuarenta y cinco minutos de actividad aeróbica y de quince a treinta minutos de ejercicios de resistencia tres veces por semana. Recuerde que este es un entrenamiento de resistencia de puñetazo doble, y la actividad aeróbica es mejor que los medicamentos para la diabetes.

SER CONSTANTE

Muchas personas descubren que, por difícil que sea comenzar un programa de ejercicios, es aún más difícil ser constante. Muchas personas se meten en problemas cuando dejan el ejercicio para su tiempo libre. Si usted espera hasta tener tiempo para hacerlo, probablemente nunca lo hará. Haga del ejercicio una prioridad tan importante como una cita con el médico.

> ¿Hallaste miel? Come lo que te basta, no sea que hastiado de ella la vomites... Comer mucha miel no es bueno.
>
> —PROVERBIOS 25:16, 27

Escoja una actividad de ejercicio que realmente le guste. Caminar es solo una sugerencia. ¿Ha probado los bailes de salón? ¿O salir de excursión? Quizá siempre se haya imaginado en una cancha de tenis. Seguramente hay una actividad que usted siempre ha pensado que le gustaría probar. Ahora es el momento; pruébela. Si le gusta, entonces sea constante.

Además, la mayoría de personas se sienten tranquilas y tienen un sentimiento de bienestar después de hacer ejercicio. Usted puede realmente eliminar sus ansiedades caminando. El ejercicio libera endorfinas, que son sustancias parecidas a la morfina que nos proporcionan sentimientos de bienestar. Las personas que hacen ejercicio se sienten mejor consigo mismas, se ven mejor, se sienten con más energía y son más productivas en el trabajo.

AHORA, ¡PASE A LA OFENSIVA!

Pase a la ofensiva, y siga los pasos positivos sugeridos en este capítulo. Descubrirá lo efectiva que puede ser la sabiduría de Dios en las esferas espiritual y natural. Dios cura de muchas maneras, ya sea mediante medios sobrenaturales o por medios más graduales, pero igualmente divinos, de nutrición adecuada, ejercicio y elecciones bíblicas en la vida.

Una oración de LA CURA BÍBLICA para usted

Señor, ayúdame a cambiar mis hábitos. Necesito tu fuerza
y determinación cuando las mías se debilitan. Dame el
deseo y la motivación que necesito para tener éxito. Señor
Jesús, escojo creer que el poder de la cruz es mayor que mi
atadura a la diabetes. Tú me amas y moriste en la cruz
para liberarme de todas mis ataduras. Crucifico mi carne
diariamente y escojo darle lo que necesita y no lo que desea.
Sé que necesita ejercicio y mayor actividad. Yo (su nombre),
escojo fe hoy (fecha). Te entrego estos kilos (cuántos kilos),
y confieso por fe que peso _____ kilos (defina la meta).
¡En el nombre de Jesús declaro victoria hoy! Amén.

Una receta de LA CURA BÍBLICA

Combatir la diabetes con ejercicio

¿Qué actividad o ejercicio está usted realizando al menos cinco días por semana?

_____

_____

_____

_____

¿Cómo está supervisando su pulso cardíaco?

_____

_____

_____

¿Cuáles son sus metas para aumentar la cantidad de actividad o ejercicio que realiza regularmente?

_____

_____

_____

_____

Piense en qué compañero escogerá para ser su colega de ejercicio: su vecino, amigo, cónyuge, hijo, etc.

_____

_____

_____

_____

¿Qué momento es mejor para incorporar a su horario un período regular de ejercicio? Su tiempo de ejercicio debería considerarse tan importante como una cita con el médico.

_____

_____

_____

_____

COMBATIR LA DIABETES CON PÉRDIDA DE PESO

HA ESTADO BATALLANDO con un problema de peso durante toda su vida con poco o ningún éxito? Nadie tiene que decirle que muchos casos de diabetes están directamente relacionados con la obesidad. Decida en este momento que, con la ayuda de Dios, llegará a su peso ideal y se quedará en él. Quizá haya tenido sobrepeso por tanto tiempo que ha tirado la toalla. En un rincón de su mente puede que piense: "Me resulta imposible perder peso".

La Biblia dice: "Nada es imposible para Dios" (Lucas 1:37). Puede parecer prácticamente imposible para usted solo, ¡pero no está solo! Dios está de su parte, y su fortaleza está disponible para ayudarle.

Ni siquiera intente afrontar este problema usted solo. No tiene por qué hacerlo. En este momento, susurre una oración conmigo pidiendo a Dios que le fortalezca para vencer cualquier sentimiento de derrota y atadura que la obesidad haya causado en su vida.

UNA POTENTE CLAVE PARA LA PREVENCIÓN

El control del peso es una potente clave para revertir y prevenir la diabetes. La diabetes tipo 2 está directamente relacionada con la obesidad y las dietas ricas en azúcares, carbohidratos refinados y grasas. Ya que es mucho mejor prevenir la diabetes que revertir la enfermedad y pedir a Dios que le sane después, le aliento encarecidamente a perder peso si es necesario si está buscando evitar la diabetes. Si ya tiene diabetes tipo 2, el control del peso es absolutamente esencial.

SU PESO IDEAL: ¡CAPTE LA VISIÓN!

Cierre sus ojos, e imagínese caminando con el cuerpo que Dios quiso que usted tuviera: el sano. Ya no tiene que ir a comprar a las tiendas de tallas grandes; se mueve con facilidad y con confianza, y ya no se agota cuando sube escaleras. Se pondrá un traje de baño con comodidad y confianza. ¿Está captando la visión?

Es absolutamente esencial que se vea a usted mismo con un peso sano día tras día y ponga una fotografía de usted mismo con un peso sano en su casa: en su espejo o en su refrigerador. Entonces confiese diariamente que usted pesa su peso deseado por fe.

A medida que se visualiza pesando cierto peso o usando cierta talla de ropa, y lo confiesa diariamente, reprograma su piloto automático, y comenzará a perder peso. No diga: "Perderé 10 ó 20 kilos por fe", pues si lo hace siempre tendrá 10 ó 20 kilos que perder.

> Si, pues, coméis o bebéis, o hacéis otra cosa, hacedlo todo para la gloria de Dios.
> —1 Corintios 10:31

Escriba su peso deseado en el espacio siguiente.

Mi peso deseado es _____ kilos.
Mi peso actual es _____ kilos.
Necesito perder _____ kilos.

Entienda que su contorno de cintura es más importante que su peso. Recuerde: su meta final es un contorno de cintura menor que la mitad de su altura.

Un hecho de salud de LA CURA BÍBLICA

IMC, medida de cintura y diabetes tipo 2

Varias organizaciones de la salud, incluyendo el Centro para el Control y Prevención de Enfermedades (CDC) y el Instituto Nacional de Salud (NIH), definen oficialmente los términos *sobrepeso* y *obesidad* utilizando el índice de masa corporal (IMC), que tiene en cuenta el peso de la persona con respecto a la altura. La mayoría de esas organizaciones definen un adulto con sobrepeso como alguien con un IMC entre 25 y 29.9, mientras que un adulto obeso es alguien que tenga un IMC de 30 o más.[1] Si quiere una tabla para ayudarle a determinar su IMC, refiérase a mi libro *Los siete pilares de la salud* o haga una búsqueda en línea de "IMC" y aproveche las muchas páginas web con herramientas para ayudarle a calcular su IMC.

Sin embargo, yo creo que una medida aún más importante en la que enfocarse es su medida de cintura. Cuanto mayor sea su cintura, mayores sus probabilidades de tener diabetes tipo 2. De hecho, está demostrado que, para los hombres, el contorno de cintura es un indicador aún mejor de diabetes que el IMC. Un estudio durante trece años de más de veintisiete mil hombres descubrió que:

- Un contorno de cintura de 86 a 91 cm duplicaba el riesgo de diabetes.

- Un contorno de cintura de 91 a 96 cm casi triplicaba el riesgo.

- Un contorno de cintura de 96 a 100 cm estaba relacionado con cinco veces el riesgo.

- Un contorno de cintura de 100 a 157 estaba relacionado con doce veces el riesgo.[2]

DIETA RÁPIDA DEL DR. COLBERT PARA REDUCIR CINTURA

Esta cura bíblica combina fe en Dios con pasos prácticos, como usted ya sabe a estas alturas. Por tanto, aquí está el lado práctico: la dieta. Le recomiendo que utilice las reglas de la buena nutrición para diabéticos bosquejada en el capítulo 2 sobre nutrición y cómo crear una dieta diaria utilizando mi dieta rápida de reducción de cintura. La clave es no comer carbohidratos complejos después de las 6:00 de la tarde aparte de frijoles o lentejas. Asegúrese de escoger la forma orgánica de cualquiera de los siguientes alimentos que enumeramos a continuación.

Alimentos permitidos

Desayuno

- De dos a tres huevos de granja u orgánicos, yema de huevo omega-3, tres claras por día, o una cucharada de Life's Basics Plant Protein (véase el apéndice) con 23cl (8oz) de leche de coco, kéfir de coco (de una tienda de salud), leche desnatada o kéfir bajo en grasa.

- Tortilla de dos a tres huevos con muchas verduras (cebolla, aguacate, tomate, etc.); usar un huevo completo o tres claras de huevo.

- 1/2 taza de harina de avena (ración del tamaño de una bola de tenis) o la nueva avena instantánea alta en fibra (si el tiempo es un factor).

- 1 cucharadita de almendras, nueces o pacanas

- 1/2 taza de bayas, una manzana Granny o una pera

Almuerzo

- Tanta ensalada como quiera. Las ensaladas pueden incluir cualquiera de los siguientes: aguacate, apio, cebolletas, cilantro, pepino, hojas verdes, perejil, pimiento rojo o amarillo, brotes y tomates.

- Una batata del tamaño de una bola de tenis, o 1/2 taza de frijoles, guisantes o lentejas.

- Aliño para ensalada hecha en casa (el aliño puede hacerse utilizando cuatro partes de vinagre y una parte de aceite de oliva virgen extra, y puede incluir ajo, lima, limón y cilantro), o puede utilizar aliños para ensalada como Ken's o Wishbone.

- 1 cucharadita de semillas o frutos secos (1 cucharadita = unos diez frutos), o 1 cucharadita de cualquiera de los siguientes aceites: mayonesa de aceite de semilla de uva, aceite de oliva virgen extra, mantequilla de coco, mantequilla orgánica (compruebe las etiquetas para asegurarse de escoger aceites que no sean OMG).

- Sopa de verduras o frijoles (que no sean cremas).

- 85-100 gr (3-4 oz) para mujeres o 100-140 gr (4-5 oz) para hombres de proteína magra (pollo, pavo, atún, salmón, sardinas, carne roja extra magra, etc.) al grill, cocida o a la plancha, no frita (limitar la carne roja a 500 gr/18 oz o menos por semana).

Cena

- 85-140 gr (3-5 oz) de proteína (fuentes permitidas de proteínas son carnes magras, aves, huevos y pescado como salmón de Alaska, atún y sardinas).

- Todas las verduras al vapor, salteadas, al grill o crudas que quiera. Verduras permitidas son: espárragos, bok choy, brócoli, coles de Bruselas, col, coliflor, apio, acelgas, col china, berenjenas, judías verdes, col rizada, puerro, cebolletas, guisantes, brotes, tomates y calabacín. Muchos alimentos de Tailandia (o restaurantes tailandeses) contienen estas verduras.

- Hierbas y especias frescas al gusto para dar sabor.

- Ensalada y aliño de ensalada, como se describe anteriormente.

- 1/2 taza de legumbres y frijoles, guisantes o lentejas (ración del tamaño de una bola de tenis); sopa de frijoles; o puré de garbanzos.

Bebidas

- Limonada hecha con limones frescos o limas con agua, endulzada con stevia.

- Té verde, blanco o negro endulzado con stevia.

Alimentos a limitar o evitar

- Lácteos: si debe comer lácteos, hágalo en el desayuno, y limítelo a leche desnatada o 1 por ciento orgánica, o kéfir bajo en grasa y yogur (yo prefiero kéfir de coco).

- Granos, incluyendo harinas hechas de granos (trigo, arroz, cebada, mijo, centeno, espelta, maíz, granos de maíz); excepto harina de avena ocasional para el desayuno.

- Pasta, pan, galletas saladas, galletas, harina y cereales,

- Patatas fritas

- Jugo de fruta

- Piña, plátano, uvas, pasas y frutas enlatadas o jugo de frutas.

- Comida rápida y refrescos.

- Yogur y kéfir edulcorados, leche entera y al 2 por ciento y helado.

- Glucosa, dextrosa, sucrosa, sirope de maíz, miel, azúcar, jarabe de maple o maltodextrina.

- Bebidas de dieta y edulcorantes artificiales.

- Aceite vegetal hidrogenado, margarina, Crisco, mayonesa comercial y aliño de ensaladas.

- GMS (glutamato de monosodio) en sopas o cualquier otro alimento.

- Aceite de colza.

- Cacahuates y productos de cacahuates

Lujos y engaños (sólo para fines de semana; mejor comer antes de las 3:00 de la tarde; seguir este programa durante 30 días antes de engañar)

- 1/2 taza de fruta (frutas permitidas: pomelo, naranjas, kiwi, fresas, arándanos, sandía, frambuesas, melocotones, moras y albaricoques).

- 1/2 taza de ciertos granos integrales (granos integrales permitidos: pasta de arroz integral, galletas saladas con fibra, fideos soba japoneses de trigo sarraceno cien por cien, y arroz integral orgánico).

- Patatas (patatas permitidas: media patata cocida con un poco de mantequilla orgánica, media ración de puré de patatas, y patatas fritas caseras hechas de trozos sofritos de patata en mantequilla de coco).

- Frijoles refritos con aceite de oliva virgen extra

REGLAS SENCILLAS

Las siguientes son reglas dietéticas sencillas que siempre recomiendo a mis pacientes que necesitan perder peso, especialmente grasa abdominal:

1. Comer a lo largo del día (comer muchas ensaladas y verduras con frecuencia durante el día).

2. Desayunar bien. Desayune como un rey, almuerce como un príncipe y cene como un mendigo.

3. Comer refrigerios más pequeños a media mañana y media tarde, como barritas de proteínas recomen-

dadas y kéfir de leche de coco mezclado con Life´s
Basic Plant Protein.

4. Evitar todos los alimentos de azúcar como caramelos,
   galletas, pasteles y rosquillas. Si tiene que endulzar,
   utilice stevia, Sweet Balance o Just Like Sugar (se
   encuentran en tiendas de salud).

5. Beber dos litros de agua filtrada o embotellada por
   día. Es mejor beber dos vasos de agua treinta minutos
   antes de cada comida, o dos vasos de agua dos
   horas y media después de cada comida, y otros dos al
   despertarse.

6. Evitar el alcohol.

7. Evitar todos los alimentos fritos.

8. Evitar, o disminuir de modo dramático, las féculas.
   Las féculas incluyen todos los panes, galletas saladas,
   patatas, pastas, arroz y maíz. Limitar los frijoles a
   1/2 taza una o dos veces por día. Evitar también los
   plátanos y las frutas deshidratadas.

9. Comer frutas frescas de bajo glicémico solo en el
   desayuno o el almuerzo; verduras al vapor, sofritas o
   crudas; carnes magras; ensaladas (preferiblemente con
   aceite de oliva virgen extra y vinagre); almendras y
   semillas.

10. Tomar suplementos de fibra, como una a tres cápsulas
    de fibra PGX con agua antes de cada comida. (Véase
    el apéndice).

11. Como refrigerio, escoja barritas como Jay Tobb,
    barritas sin gluten y barritas de chocolate de linaza.
    Intente limitar esas barritas a una o dos por día.

Pueden encontrarse en las tiendas de salud. Refiérase a *La dieta "Yo sí puedo" de Dr. Colbert* para más información.

12. No comer después de las 7:00 de la tarde.

> Porque no nos ha dado Dios espíritu de cobardía, sino de poder, de amor y de dominio propio.
> —2 TIMOTEO 1:7

Recomiendo encarecidamente mi libro *La dieta "Yo sí puedo" de Dr. Colbert* para perder peso. Comience cada día con una oración a Dios para tener éxito. Diga en voz alta los versículos de la Biblia que están insertados en este libro. Además, planifique su menú cada día, y siga estas sencillas reglas adicionales. Con un poco de paciencia, estará en el camino hacia ser esa persona más delgada que usted imaginó cuando cerró los ojos, ¡la persona sana que Dios quiso que usted fuera!

LA FE MUEVE MONTAÑAS

¿Siente que tiene una montaña de peso extra que perder? No se desaliente. No subió ese peso de la noche a la mañana, y perderlo de la noche a la mañana no sería sano. Jesucristo enseñó que cualquier montaña de atadura se moverá cuando se aplica la fe. Lea este versículo: "Jesús les dijo: Por vuestra poca fe; porque de cierto os digo, que si tuviereis fe como un grano de mostaza, diréis a este monte: Pásate de aquí allá, y se pasará; y nada os será imposible" (Mateo 17:20).

Permítame enseñarle algo sobre la fe. La fe es la fuerza más poderosa del universo. Absolutamente nada es imposible para una persona con fe. Fe es creer que ya tiene aquello que cree. "[Él] llama las cosas que no son, como si fuesen" (Romanos 4:17). Por tanto, su visión diaria y su confesión diaria alimentan su fe. Su fe es parecida a plantar una semilla, y la visión y la confesión son las semillas que reciben nutrientes: luz del sol y agua. Por otro lado, desalentarse y proclamar derrota es parecido a desarraigar sus semilla. Escuche con atención: la fe no es un sentimiento o una emoción; es una elección: la decisión de creer la Palabra de Dios a pesar de todo lo demás que sea contrario. Yo he visto la fe mover muchas montañas. He visto muchas personas levantarse de sillas de ruedas y ser sanadas por el poder del Espíritu Santo. Ellas no eran diferentes a usted; ellas no tenían pensamientos más elevados ni provenían de familias más piadosas; sin embargo, sí escogieron creer a Dios, tener una visión de sí mismas sanadas, y hacer una confesión diaria de su sanidad. Es así de sencillo.

Escoja la fe, y aplíquela en este momento a su situación.

Una oración de LA CURA BÍBLICA *para usted*

Señor, te entrego a ti por completo el asunto del control de mi peso. Ayúdame a afrontar este problema en mi vida y encontrar nueva esperanza, nueva visión y poderosa victoria en ti. Tu Palabra dice: "No hay nada imposible para Dios". Escojo creer tu Palabra en este momento y rendir todos mis sentimientos y pensamientos de derrota en el área del control del peso. Gracias por amarme tal como soy; y gracias por ayudarme a controlar mi peso para que pueda vivir una vida más larga y mejor. Amén.

Una receta de LA CURA BÍBLICA
Crear un menú de prueba

Paso 1: Comenzar con oración para tener éxito.

Paso 2: Elegir un versículo de victoria.

Paso 3: El menú de hoy basado en los alimentos permitidos de mi dieta rápida de reducción de cintura:

Desayuno:

_____

_____

_____

Almuerzo:

_____

_____

_____

Cena:

_____

_____

_____

Refrigerios:

_____

_____

_____

Además, implementaré las siguientes reglas sencillas:

- Comer a lo largo del día. (Comer muchas ensaladas y verduras con frecuencia a lo largo del día).

- Desayunar abundantemente.

- Comer refrigerios más pequeños a media mañana y media tarde.

- Evitar todos los alimentos azucarados, caramelos, galletas, pasteles y rosquillas.

- Beber dos litros de agua filtrada o embotellada por día.

- Otro:

_____

_____

_____

_____

_____

_____

COMBATIR LA DIABETES CON NUTRIENTES Y SUPLEMENTOS

HAY MANERAS CREADAS por Dios para que usted añada nutrientes y suplementos a su dieta para comenzar a controlar el azúcar en la sangre de manera sistemática y natural. La diabetes tipo 1 y 2 pueden recibir ayuda mediante suplementos nutricionales. Debe recordar que los suplementos no pueden ocupar el lugar del programa completo para controlar y revertir la diabetes tipo 2 que requiere un enfoque en la reducción de peso, un buen plan dietético, un programa de ejercicios regulares, al igual que reducción del estrés y terapia de sustitución de hormonas.

A continuación hay una lista completa de nutrientes y suplementos que le ayudarán a combatir la diabetes tipo 2. (Si usted tiene diabetes tipo 1, estos suplementos siguen siendo útiles para su salud en general; sin embargo, los suplementos enumerados a continuación que serán de mayor beneficio para combatir su forma de diabetes son el ácido alfa lipoico, la vitamina D, el cromo, la fibra PGX, el omega 3 y suplementos para disminuir la glicación).

Un buen complejo vitamínico

El fundamento de un buen programa de suplementos siempre comienza con un buen complejo vitamínico general. Las dosis adecuadas de nutrientes que se encuentran en un buen complejo vitamínico incluyen magnesio, vanadio, biotina y las vitaminas B, y los macrominerales y trazas de minerales.

- El magnesio es esencial para el equilibrio de la glucosa y es importante para la secreción de insulina y el mantenimiento de las células beta del páncreas, que producen insulina. El magnesio también aumenta la afinidad y el número de receptores de insulina, que están en la superficie de las células. La dosis diaria recomendada de magnesio es 350 mg por día para los hombres y 280 mg por día para las mujeres.

- El vanadio es otro mineral que ayuda en el metabolismo de la glucosa.

- La biotina es una vitamina B que ayuda a evitar la resistencia a la insulina.

Aunque un complejo vitamínico es muy importante para formar el fundamento de un programa nutricional de suplementos, hay otros nutrientes clave o una dosis mayor de ciertas vitaminas y minerales que usted necesita tomar además de un buen complejo vitamínico general. La mayoría de médicos no son conscientes de qué suplementos nutricionales son eficaces para disminuir los niveles de azúcar en la sangre. Usted tendrá que hacer saber a su médico que está tomando suplementos para la diabetes. Solamente los suplementos pueden disminuir de manera significativa el azúcar en la sangre, y las dosis de medicamentos diabéticos finalmente tendrán que disminuirse en consecuencia. Sin embargo, cuando los suplementos nutricionales se combinan con pérdida de peso, ejercicio regular, mi programa dietético, reducción de estrés y sustitución de hormonas, los resultados normalmente son profundos.

Vitamina D

Muchos estadounidenses no están tomando suficiente vitamina D, y estamos comenzando a ver un estrecho vínculo entre la deficiencia de vitamina D y la diabetes. Un reciente artículo publicado por investigadores de la Facultad Marcella Niehoff de la Universidad Loyola llegó a la conclusión de que una ingesta adecuada de vitamina D puede prevenir o retrasar el comienzo de la diabetes y también disminuir complicaciones para aquellos a quienes se les ha diagnosticado diabetes. Ese artículo afirmaba el papel de la vitamina D en la prevención y también el manejo de la intolerancia a la glucosa y la diabetes.[1]

La vitamina D también desempeña un importante papel en la secreción de insulina y para ayudarle a evitar la resistencia a la insulina. La vitamina D no sólo disminuye el azúcar en la sangre, sino que también aumenta la sensibilidad del cuerpo a la insulina, haciendo así que la insulina sea más eficaz.

Yo compruebo los niveles de vitamina D en la mayoría de mis pacientes comprobando el nivel de 25-OHD3. Normalmente intento conseguir que el nivel de vitamina D del paciente sea mayor de cincuenta y menor de cien. Normalmente comienzo en la mayoría de mis pacientes con 2000 IU de vitamina D por día, y puedo aumentar esa cantidad hasta 4000 o incluso 6000 IU por día a medida que sigo comprobando su nivel de 25-OHD3 hasta que el nivel de vitamina D sea mayor de cincuenta. Entonces les indico una dosis de mantenimiento de vitamina D.

Cromo

El cromo es un mineral esencial para la buena salud. Por mucho tiempo ha sido de interés para los investigadores de la diabetes porque es necesario para el metabolismo normal del azúcar, los carbohidratos, las proteínas y la grasa. El cromo es como el pequeño ayudante de la insulina, y sin el cromo adecuado, la insulina no puede funcionar adecuadamente.

¿Cuánto cromo se necesita? En 1989, la Academia Nacional de Ciencias recomendó una ingesta para adultos y adolescentes de 50 hasta 200 mcg de cromo por día.[2] La Junta de Alimentos y Nutrición del Instituto de Medicina ha estrechado este rango desde entonces hasta 35 mcg para hombres y 25 mcg para mujeres de edades entre diecinueve a cincuenta años.[3]

Una dieta equilibrada siempre debería ser su primer paso para conseguir cantidades adecuadas de vitaminas, minerales y otros nutrientes; sin embargo, cada vez menos alimentos proporcionan los adecuados niveles de ingesta dietética necesarios de este importante mineral. Los granos integrales y los hongos pueden contener cantidades traza de cromo, pero eso sucede solamente si esos alimentos son cultivados en terrenos que contengan cromo. De igual modo, los mariscos y algunas carnes contienen cromo, pero sólo si los alimentos que los animales comieron contenían cromo. La levadura de cerveza es la única fuente natural alimentaria alta en cromo, sin embargo, pocas personas lo toman regularmente.

Además, la dieta americana estándar, llena de azúcares refinados y carbohidratos, en realidad *agota* el cromo de su cuerpo, porque esos alimentos requieren cromo para el metabolismo. Yo le recomiendo que evite alimentos con muchos azúcares refinados y carbohidratos, y considere tomar cromo en forma de suplemento.

Los diabéticos tipo 2 en particular tienden a ser deficientes en cromo, ya sea como causa o resultado de su estado. Por esa razón, recomiendo especialmente suplementos de cromo si tiene usted diabetes tipo 2.

Un hecho de salud de LA CURA BÍBLICA

Fuentes seleccionadas de cromo[4]

Una dieta bien equilibrada le proporciona algo de cromo, sin embargo, los métodos utilizados para cultivar y fabricar ciertos alimentos afectan mucho a sus niveles de cromo, y hace que sea difícil determinar la cantidad concreta de cromo que usted recibe de cada alimento. La siguiente tabla muestra los niveles aproximados de cromo en los alimentos, pero debería utilizarse sólo como guía general.

Alimento	Cromo (mcg)
Brócoli, 1/2 taza	11
Jugo de uva, 1 vaso	8
Muffin, trigo integral	4
Patatas, puré, 1 taza	3
Ajo, seco, 1 cucharadita	3
Albahaca, seca, 1 cucharada	2
Cubitos de res, 85 gr	2
Jugo de naranja, 1 vaso	2
Pechuga de pavo, 85 gr	2
Pan de trigo integral, 2 rebanadas	2
Vino tinto, 88 ml	1–13
Manzana, con piel, 1 mediana	1
Plátano, 1 mediano	1
Judías verdes, 1/2 taza	1

Richard A. Anderson, PhD, químico jefe en el laboratorio de Requerimientos y Funciones Nutricionales de la USDA, ha realizado muchos estudios sobre suplementos de cromo y sus efectos en la diabetes. Él dice: "Una mayor ingesta de cromo se ha demostrado que conduce a mejoras en glucosa, insulina, lípidos y variables relacionadas".[5]

Sea consciente de que el cromo normalmente está incluido en los complejos vitamínicos, generalmente en cantidades que van de 100 a 200 mcg. Para muchas personas, eso puede proporcionar un suplemento adecuado.[6] Informe siempre a su médico antes de realizar ningún cambio en su dieta o programa de suplementos; sin embargo, comprenda que la mayoría de médicos no son conscientes de esta información.

Hay varias formas de cromo utilizadas en los suplementos, pero la forma más común es el cromo picolinate. Para mis pacientes diabéticos tipo 2, normalmente recomiendo un suplemento de cromo picolinate en la cantidad de 600 a 1000 mcg por día en dosis divididas.

Un estudio realizado por el Dr. Anderson descubrió que diabéticos tipo 2 que consumieron 1000 mcg por día de cromo mejoraron la sensibilidad a la insulina sin cambios importantes en la grasa corporal; diabéticos tipo 1 pudieron reducir su dosis de insulina en un 30 por ciento después de sólo 10 días de tomar suplementos de cromo picolinate en 200 mcg por día.[7]

Otros estudios en los cuales los investigadores dieron cromo a personas con diabetes tipo 1 y 2 han proporcionado resultados mezclados. Sin embargo, el Dr. Anderson dice que los estudios que no muestran ningún efecto beneficioso del uso del cromo para la diabetes normalmente utilizaron dosis de cromo de 200 mcg o menos, lo cual es sencillamente inadecuado para la diabetes, en especial si el cromo está en la forma que se absorbe mal.[8]

¿Se puede tomar demasiado cromo? Según la investigación del Dr. Anderson, no se ha descubierto toxicidad discernible en ratas que consumieron niveles hasta de siete mil veces la referencia dietética de cromo para los seres humanos (basada en el peso corporal). Tampoco ha habido ningún efecto psíquico documentado en ninguno de los estudios en seres humanos que implicaban suplementos de cromo, según el Dr. Anderson.[9] Pero, una vez más, por favor no tome cantidades grandes de ningún suplemento sin el consejo de su médico.

Ácido alfa lipoico

El ácido alfa lipoico es un importante nutriente para combatir la diabetes tipo 1 y 2. Los diabéticos son más propensos al estrés oxidativo y la formación de radicales libres que los no diabéticos. El ácido lipoico es un increíble antioxidante que funciona en compartimentos solubles en agua y solubles en grasa del cuerpo y regenera vitamina C, vitamina E, coenzima Q_{10} y glutatión. El ácido lipoico también mejora la resistencia a la insulina en adultos con sobrepeso que tienen diabetes tipo 2.

El ácido lipoico también puede ayudar a aliviar varios componentes del síndrome metabólico: puede disminuir la presión sanguínea, disminuir la resistencia a la insulina, mejorar el perfil lípido, y ayudar a los individuos a perder peso. El ácido lipoico también se ha utilizado en Europa durante décadas para tratar la neuropatía diabética con un éxito increíble.

Yo normalmente receto a mis pacientes diabéticos 300 mg de ácido alfa lipoico dos veces por día, comprobando los azúcares en su sangre, y ocasionalmente puedo aumentar hasta 300 mg tres veces por día. Algunos pacientes desarrollan efectos secundarios en el tracto digestivo, alergias en la piel o menor función tiroidea, y por eso compruebo detalladamente esos análisis mientras el paciente está tomando ácido lipoico. Estudios científicos que utilizan dosis que varían entre 300 mg hasta 1800 mg por día deducen que la forma más importante de ácido lipoico es el ácido R-dihidro-lipoico, que es la forma más rápidamente disponible.[10] Sin embargo, yo creo que el ácido alfa lipoico normalmente funciona mejor para los pacientes diabéticos a los que he tratado.

Canela

Los chinos han utilizado la canela de manera medicinal por más de cuatro mil años. Los antiguos egipcios y romanos también reconocían sus muchos usos, y ha seguido siendo una de las especias más comunes en el mundo hasta la fecha.

En años recientes, los efectos terapéuticos de la canela han logrado titulares, pues algunas investigaciones han demostrado que la canela puede tener un efecto parecido a la insulina y hacer que el azúcar en la sangre sea almacenado en forma de glicógeno. También contiene excelentes propiedades antioxidantes.

El estudio más comúnmente citado sobre los efectos de la canela en la diabetes se publicó en la revista *Diabetes Care* en 2003. Sesenta personas con diabetes tipo 2 fueron divididas en seis grupos de diez pacientes cada uno. Los grupos del uno al tres fueron tratados con 1, 3 o 6 g de canela por día, y los grupos del cuatro al seis recibieron un placebo. Después de cuarenta días, la reducción de azúcar en la sangre del grupo de la canela fue increíble. Los azúcares en sangre en ayunas disminuyeron en un 18 a 29 por ciento. El grupo del placebo, sin embargo, no mostró ningún cambio.[11]

La canela integral contiene aceites que pueden desencadenar reacciones alérgicas. Por eso yo recomiendo en cambio un extracto de canela. Una forma de extracto de canela es el Cinnulin PF, que contiene el componente activo que se encuentra en la canela sin las toxinas. Estudios de la USDA han indicado que el extracto de canela fomenta el metabolismo de la glucosa y los niveles de colesterol sano en personas con diabetes tipo 2.[12] El extracto de canela también parece ayudar a los mecanismos de transporte de la glucosa aumentando los caminos para la insulina. Yo recomiendo generalmente tomar 250 mg de Cinnulin PF dos veces por día.

Fibra soluble

Como mencioné en el capítulo 2, la fibra soluble no sólo ayuda a ralentizar la digestión de las féculas, sino que también ralentiza la absorción de la glucosa y disminuye así el índice glicémico de su comida. Esto, a su vez, disminuye la cantidad de insulina que es secretada por el páncreas, lo cual es muy beneficioso para quienes tienen diabetes tipo 2. Se ha demostrado también a lo largo de los años mediante numerosos estudios que la fibra soluble disminuye eficazmente los niveles de azúcar en la sangre.[13]

¿Cómo hace todas esas cosas? La fibra soluble realmente aumenta muchas veces su tamaño original cuando se une al agua en su estómago e intestino delgado para formar un gel parecido al pegamento que no sólo ralentiza la absorción de glucosa sino que también induce un sentimiento de saciedad (llenura) y reduce la absorción de calorías de su cuerpo.

Dietas altas en fibra

Estudios realizados por James W. Anderson, MD, de la Universidad de Kentucky, mostraron que las dietas altas en fibra disminuían los requisitos de insulina una media del 38 por ciento en personas con diabetes tipo 1 y del 97 por ciento en personas con diabetes tipo 2. Eso significa que casi todas las personas que sufren diabetes tipo 2 y siguieron la dieta alta en fibra del Dr. Anderson fueron capaces de disminuir o detener su toma de insulina y otras medicinas para la diabetes y seguir manteniendo un nivel saludable de azúcar en la sangre. Además, esos resultados duraron hasta quince años.[14]

Fruta, frijoles, garbanzos, lentejas, zanahorias, calabaza, salvado, cebada, salvado de arroz, goma de guar, glucomanán y pectina son todos ellos muy buenas fuentes de fibra soluble.

Suplementos con PGX

Desde luego, además de las fuentes dietéticas de fibra, es una buena idea tomar suplementos. Yo recomiendo un suplemento de fibra específico desarrollado por científicos en la Universidad de Toronto llamado PGX (siglas para Poliglicoplex). Con frecuencia denominado la nueva "súper fibra", el PGX es una mezcla única de fibras vegetales que contienen glucomanán, una fibra soluble y fermentable derivada de la raíz de la planta konjac. También contiene alginato de sodio, goma de zanthan y extracto de hojas de morera. Funciona igual que las fuentes dietéticas de fibra; sin embargo, la proporción específica de componentes naturales utilizados en el PGX le hace ser de tres a cinco veces tan eficaz como otras fibras solas.

Estudios clínicos del Dr. Vuksan, el desarrollador del PGX, han demostrado repetidamente que los niveles de azúcar en la sangre después de las comidas disminuyen a medida que la viscosidad de la fibra soluble aumenta.[15] La emocionante noticia es que la fibra PGX disminuye los azúcares en la sangre después de comer aproximadamente un 20 por ciento, y también disminuye la secreción de insulina aproximadamente un 40 por ciento. Esto no es igualado por ninguna medicina ni producto natural en tiendas de salud.

Recientemente, investigadores en la Universidad de Toronto descubrieron que dosis mayores de PGX pueden disminuir el apetito de modo significativo porque el PGX absorbe seiscientas veces su peso en agua durante una a dos horas y dilata el tracto digestivo.[16]

La mayoría de fibra soluble tiene efectos secundarios de producción de importantes cantidades de gases; sin embargo, el PGX tienen menores efectos secundarios en el tracto digestivo que otras fibras dietéticas, principalmente porque el PGX puede darse en cantidades mucho menores que otras fibras viscosas y lograr beneficios para la salud similares sin todos los gases.[17]

Siempre que usted aumente su ingesta de fibra, debería comenzar lentamente y beber mucha agua. Con PGX, yo recomiendo que comience con una cápsula, tres veces por día antes de las comidas, con aproximadamente medio litro de agua, y aumente gradualmente la dosis tal como la tolere cada dos o tres días. La mayoría de personas utilizan de dos a tres cápsulas blandas antes de las comidas con medio litro de agua. Rara vez alguien necesitará seis cápsulas antes de las comidas, que es la dosis máxima.

Irvingia

La irvingia es una planta que produce fruto de las junglas de Camerún. Se cree que la irvingia tiene la capacidad de hacer perder peso sencillamente disminuyendo los niveles de CPR (proteína C-reactiva), lo cual, a su vez, disminuye la resistencia a la leptina.[18]

La leptina es una hormona que le dice a su cerebro que ha comido suficiente y es momento de parar. También aumenta la capacidad de su cuerpo de utilizar la grasa como fuente de energía.

Desgraciadamente, debido al estilo de vida sedentario y los muchos alimentos muy procesados y muy glicémicos disponibles mediante la dieta americana estándar, muchos pacientes obesos y con sobrepeso han adquirido resistencia a la leptina, y esta hormona ya no funciona adecuadamente en sus cuerpos. De modo similar a la resistencia a la insulina, la resistencia a la leptina es un estado inflamatorio crónico que contribuye a subir de peso y también a la grasa abdominal.

Por eso es tan importante en la nueva investigación que demuestra la promesa de la irvingia para revertir la resistencia a la leptina. En un estudio doble ciego, 102 voluntarios con sobrepeso tomaron, bien 150 mg de irvingia o un placebo dos veces por día durante diez semanas. Al final de las diez semanas, el grupo de la irvingia perdió una media de 12 kilos (28 libras) con una pérdida de 17 cm en contorno de cintura. El grupo de la irvingia también tuvo un 32 por ciento de reducción en el azúcar en la sangre en ayunas, un 26 por ciento de reducción en colesterol total, y un 52 por ciento de reducción en CPR.[19]

Yo he utilizado irvingia con mis pacientes diabéticos desde 2008 y he visto notables mejoras en la mayoría de sus medidas de azúcar en la sangre y también sus niveles de hemoglobina A1C. La dosis que se recomienda generalmente es de 150 mg de extracto de irvingia estandarizado dos veces por día.

Ácidos grasos omega-3

Las grasas omega-3 son grasas simples poliinsaturadas que provienen de alimentos como pescado, aceite de pescado, aceites vegetales (especialmente aceite de linaza), nueces y germen de trigo. Sin embargo, las grasas omega-3 más beneficiosas son los aceites de pescado que contienen EPA y DHA.

Las grasas omega-3 generalmente protegen contra las enfermedades del corazón, disminuyen la inflamación, disminuyen los niveles de triglicéridos, y pueden ayudar a prevenir la resistencia a la insulina y mejorar la tolerancia a la glucosa. El aceite de pescado también ayuda a disminuir la velocidad de desarrollar complicaciones vasculares diabéticas. Las grasas omega-3 también disminuyen la inflamación, ayudan a reducir el riesgo de enfermedades del corazón y derrames, y ralentizan la progresión de arteriosclerosis.

Aunque los aceites de pescado son probablemente las grasas más protectoras para nuestros vasos sanguíneos, las grasas trans son realmente las peores grasas para nuestros vasos sanguíneos y también pueden aumentar mucho el riesgo de desarrollar diabetes. Las grasas trans son grasas hidrogenadas o parcialmente hidrogenadas omnipresentes en los alimentos procesados y las comidas rápidas y que también se sirven en muchos restaurantes y cadenas de restaurantes. Un estudio reciente demostró que sólo un dos por ciento de aumento en calorías de grasa trans aumentaba el riesgo de diabetes en hembras en un 39 por ciento, y un aumento de un 5 por ciento en grasas poliinsaturadas disminuía el riesgo de diabetes en un 37 por ciento.[20]

Las grasas dietéticas que se consideran beneficiosas incluyen no sólo aceites de pescado sino también aguacates, aceite de oliva virgen extra, mantequilla de almendra, nueces y semillas.

Unas palabras de precaución, ya que algunos suplementos de aceite de pescado pueden contener mercurio, pesticidas o PCB. Vea el apéndice para productos de aceite de pescado (omega-3) que recomiendo como seguros.

Yo normalmente receto a mis pacientes con prediabetes y a quienes tienen diabetes de 320 a 1000 mg de aceites de pescado tres veces por día. Si tienen elevados niveles de triglicéridos, puedo aumentar la dosis hasta 4000 o 5000 mg por día.

SUPLEMENTOS PARA DISMINUIR LA GLICACIÓN

Carnosina

Glicación es el nombre para moléculas de proteína que enlazan con moléculas de glucosa y forman productos finales de avanzada glicación (AGE). Las proteínas glicadas producen cincuenta veces más radicales libres que las proteínas no glicadas. Manifestaciones típicas de esto son arrugas en la piel y degeneración cerebral. Tanto las personas prediabéticas como las diabéticas son mucho más propensas a la glicación y, como resultado, envejecerán prematuramente.

El aminoácido carnosina, sin embargo, ayuda a estabilizar y

proteger las membranas celulares de la glicación. La carnosina es un nutriente es seguro y eficaz para inhibir la glicación. Yo normalmente recomiendo al menos 1000 mg por día de carnosina a mis pacientes diabéticos.

Piridoxamina

Una forma única de vitamina B_6 llamada piridoxamina interfiere en las reacciones aceleradas de glicación en diabéticos. Los productos finales de la glicación están estrechamente relacionados con enfermedades renales en diabéticos, retinopatía diabética y neuropatía diabética. Sin embargo, la piridoxamina es uno de los suplementos naturales más potentes para inhibir la formación de AGE, y se ha descubierto que es superior a las otras dos formas de vitamina B_6 en la inhibición de formación de AGE y glicación.

> No estés con los bebedores de vino, ni con los comedores de carne; porque el bebedor y el comilón empobrecerán, y el sueño hará vestir vestidos rotos.
> —PROVERBIOS 23:20-21

La piridoxamina se ha estudiado clínicamente en el tratamiento de la enfermedad renal diabética. Las pruebas en el Centro Joslin de la Diabetes en la escuela médica de Harvard son prometedoras utilizando piridoxamina, y sugieren un efecto protector de la función renal en diabéticos.[21]

Pueden producirse problemas neurológicos cuando se consumen megadosis (más de 2000 mg por día); por tanto, yo recomiendo quedarse en el lado seguro con una dosis de 50 mg (una cápsula) de piridoxamina, tomada con comida una vez por día.

Benfotiamina

La benfotiamina es una forma de vitamina B_1 soluble en grasa, y se ha demostrado que ayuda a prevenir el desarrollo y también la progresión de muchas complicaciones diabéticas. Se ha utilizado en Europa durante décadas como medicamento con receta. Ayuda a disminuir la progresión de enfermedades nerviosas, renales y de retina en diabéticos, y también ayuda a aliviar la neuropatía diabética. La benfotiamina es una grasa soluble, y por eso puede entrar fácilmente en las células y ayudar a prevenir la disfunción relacionada con la diabetes dentro de las células.

Un reciente estudio doble ciego en Alemania descubrió que pacientes diabéticos con polineuropatía a quienes se administraron 100 mg de benfotiamina cuatro veces por día durante tres semanas tuvieron mejoras importantes estadísticamente en resultados de función nerviosa.[22]

La benfotiamina ofrece protección para los nervios, los riñones, la retina y el sistema vascular del daño causado por la diabetes. Por eso los suplementos son muy importantes para prevenir complicaciones a largo plazo de la diabetes tipo 1 y 2. Mi dosis recomendada es de 100 mg cuatro veces por día.

Un consejo de salud de LA CURA BÍBLICA
Protocolo diabético del Dr. Colbert

Yo receto a todos mis pacientes diabéticos un complejo vitamínico general, y también grasa omega-3. Normalmente también les receto vitamina D, cromo, ácido alfa lipoico, cinnulin, irvingia y fibra PGX. Generalmente añadiré un suplemento para prevenir la glicación, como carnosina, piridoxamina o benfotiamina. Normalmente comienzo con la piridoxamina si ellos están desarrollando síntomas de glicación, como enfermedad renal, neuropatía o retinopatía. Para más información sobre suplementos y también información más detallada sobre dieta y ejercicio, por favor refiérase a mi libro *Los siete pilares de la salud.*

SUPLEMENTOS PARA REPONER HORMONAS

Equilibrar las hormonas es muy importante en el manejo de la diabetes. Elevados niveles de hormonas del estrés están relacionados con mayor grasa abdominal y mayor resistencia a la insulina, causando un menor control del azúcar en la sangre. Las deficiencias de hormonas sexuales realmente ha disminuido la efectividad de la insulina. Es interesante notar que el envejecimiento está relacionado con una disminución en los niveles de hormonas sexuales y un aumento en la incidencia de diabetes tipo 2.

Testosterona

La testosterona es la hormona masculina que está relacionada con mayor masa muscular, gravedad de la voz y el patrón de crecimiento del cabello en los hombres. Elevados niveles de testosterona se relacionan con un riesgo significativamente menor de diabetes tipo 2 en hombres. Por otro lado, bajos niveles de testosterona en los hombres han demostrado repetidamente estar relacionados con un mayor riesgo de diabetes tipo 2 y también de obesidad abdominal.

> Bendice, alma mía, a Jehová, y bendiga todo mi ser su santo nombre. Bendice, alma mía, a Jehová, y no olvides ninguno de sus beneficios. El es quien perdona todas tus iniquidades, el que sana todas tus dolencias.
>
> —SALMO 103:1-3

La terapia de sustitución de testosterona disminuye la resistencia a la insulina y mejora el control del azúcar en la sangre en hombres con bajos niveles de testosterona. En todos los hombres con diabetes tipo 2, yo siempre analizo los niveles totales y libres de testosterona, y he descubierto que un gran porcentaje de hombres con diabetes tipo 2 ciertamente tienen bajos niveles de testosterona. Entonces, generalmente les receto una pequeña cantidad de crema transdermal de testosterona a fin de elevar sus niveles de testosterona hasta la normalidad. Para encontrar un médico con conocimiento en la terapia de sustitución de hormonas, por favor vea el apéndice.

Es interesante notar que altos niveles de testosterona también se relacionan con un mayor riesgo de diabetes tipo 2 en mujeres. Yo creo que la razón se debe a que muchas mujeres con altos niveles de testosterona también tienen un gran contorno de cintura o mayor grasa abdominal.

También, las mujeres con altos niveles de testosterona pueden tener síndrome ovárico poliquístico (SOP). El SOP está en familias y se ha relacionado con la resistencia a la insulina, la infertilidad, más vello en el rostro, brazos y piernas, acné, obesidad y elevados niveles de testosterona. También se encuentran en un riesgo significativamente mayor de desarrollar diabetes tipo 2.

El SOP obtiene su nombre de primeros casos que fueron relacionados con múltiples quistes en los ovarios; sin embargo, este no es un rasgo principal de esta enfermedad aunque el nombre haya permanecido.

También es interesante notar que el SOP puede manejarse con una dieta de muy bajo glicémico y también ejercicio. Muchos médicos también utilizan la medicina diabética metformina, que ayuda a controlar el azúcar en la sangre.

Un consejo de salud de LA CURA BÍBLICA
Medicamentos para el Síndrome Ovárico Poliquístico[23]

Debido a que no hay cura para el SOP, necesita manejarse con mucho cuidado. La mayoría de médicos recetan una combinación de tratamientos basados en sus síntomas concretos. Esos tratamientos incluyen píldoras anticonceptivas, medicamentos para la diabetes, antiandrógenos para disminuir el impacto de las hormonas masculinas, e incluso la cirugía.

Las investigaciones demuestran que más del 50 por ciento de las mujeres con SOP es probable que tengan prediabetes o diabetes antes de los cuarenta años de edad. Mantener bajo control de los síntomas de SOP es la mejor manera de reducir su riesgo de desarrollar complicaciones como diabetes, enfermedades del corazón y cáncer. Análisis regulares para la diabetes, comer correctamente, hacer ejercicio y no fumar son también muy útiles en la reducción de las posibilidades de desarrollar graves problemas de salud relacionados con el SOP. Además, los suplementos para la diabetes tipo 2 también ayudarán en el SOP, pero la dieta y el ejercicio regular son totalmente críticos para manejarlo.

Estrógeno

Es interesante notar que cuando muchas mujeres atraviesan la menopausia, normalmente desarrollan barriga, al igual que una mayor obesidad troncal. A medida que su peso aumenta gradualmente, su colesterol normalmente disminuye, su presión sanguínea generalmente se eleva, y su nivel de azúcar en la sangre también aumenta normalmente.

Si es usted mujer, una función muy importante del estrógeno es que combate la resistencia a la insulina, mejorando la eficacia de la insulina y ayudando a disminuir su azúcar en la sangre. El estrógeno también ayuda a redistribuir la grasa de su cintura a sus caderas, glúteos y áreas del muslo. El estrógeno aumentan su velocidad metabólica y le ayuda a mantener también la masa muscular.

En otras palabras, el estrógeno ayuda a prevenir la diabetes. Pero desgraciadamente, la mayoría de médicos no recetan estrógeno bioidéntico transdermal sino estrógeno sintético en forma de pastilla, como Premarin (un medicamento con receta fabricado de la orina de la yegua embarazada), que causa mayor aumento de peso y un mayor riesgo de diabetes. Premarin es el estrógeno recetado más comúnmente, y está relacionado con el aumento de peso. Yo he ayudado a muchas mujeres a lo largo de los años a controlar el azúcar en la sangre y perder peso equilibrando sus hormonas con cremas hormonales bioidénticas transdermales. Para encontrar a un médico con conocimiento del tratamiento de sustitución hormonal en su zona, por favor consulte el apéndice.

Progesterona

En las mujeres, es también críticamente importante equilibrar el estrógeno con progesterona: la otra hormona femenina. La progesterona realmente ayuda a equilibrar los niveles de estrógeno. La progesterona también tiene un efecto calmante natural en el cuerpo y ayuda a dormir. Esto ayuda a disminuir los niveles de cortisol, lo cual también ayudará a disminuir los niveles de azúcar en la sangre.

Sin embargo, la mayoría de mujeres toman progesterona sintética, como Provera, o toman grandes dosis de progesterona bioidéntica. Cuando las mujeres toman progesterona sintética o demasiada progesterona natural, disminuye la tolerancia a la glucosa o puede predisponer al desarrollo de diabetes. La progesterona también puede aumentar los niveles de insulina y cortisol, preparándole para una mayor grasa abdominal y elevando los niveles de azúcar en la sangre.

Ahora, afortunadamente está usted comenzando a entender la importancia de equilibrar estas hormonas tan importantes y comprobar los niveles de estas hormonas.

> Del fruto de la boca del hombre se llenará su vientre; se saciará del producto de sus labios. La muerte y la vida están en poder de la lengua, y el que la ama comerá de sus frutos.
>
> —Proverbios 18:20-32

UNA NOTA FINAL

Como ha observado, hay muchos nutrientes y suplementos que pueden ayudarle a combatir eficazmente la diabetes. Si es usted diabético tipo 2 y escoge seguir este programa y monitorear su azúcar en la sangre, debería descubrir que su azúcar en la sangre probablemente llegará al rango normal en unos cuantos meses.

Si es usted diabético tipo 1, hasta que reciba una sanidad divina completa de parte de Dios, siempre tendrá que tomar insulina. Sin embargo, puede ser capaz de disminuir su dosis de insulina siguiendo las medidas bosquejadas en este libro.

Consulte regularmente con su médico, y utilice estas vitaminas y nutrientes según él o ella le recomienden. Dios ha creado estas maravillosas sustancias naturales para capacitarnos en el mantenimiento de una buena salud y vencer los efectos debilitantes de la diabetes.

Una oración de **LA CURA BÍBLICA** para usted

Padre celestial, ayúdame a aplicar estas cosas que he aprendido en mi batalla contra la diabetes. Ayúdame a comer sabiamente y obtener mi peso corporal ideal. Muéstrame qué vitaminas, minerales y suplementos ayudarán mejor a mi cuerpo a combatir la diabetes. Sana mi cuerpo para que se produzca insulina y después sea utilizada por mis células de manera sana. Fortalece mi decisión de hacer ejercicio regularmente. Mantenme en tu salud divina para que pueda vivir una vida larga y productiva de servicio a ti. Amén.

Una receta de **LA CURA BÍBLICA**

Ganar la batalla a la diabetes

Enumere las vitaminas, minerales y suplementos que toma ahora.

_____

_____

_____

_____

¿Qué suplementos planea añadir para tratar la diabetes?

_____

_____

_____

Si es usted varón, ¿se ha hecho un análisis de niveles de testosterona total y libre? Si es usted hembra y está en la premenopausia o menopausia, ¿se ha hecho un análisis de niveles de hormonas? ¿Está tomando estrógeno sintético o progesterona sintética en forma de pastilla? Si es así, visite a un médico con conocimiento en hormonas bioidénticas.

_____

_____

_____

6

COMBATIR LA DIABETES
CON FORTALEZA ESPIRITUAL
Y EMOCIONAL

¿LE HAN DICHO que tiene usted diabetes? Como médico cristiano, puedo decirle que usted necesita creer a Dios para recibir un milagro. En equilibrio con eso, es necesario que usted haga su parte para cuidar de su salud. Pero si se produjeran milagros cada vez que quisiéramos que sucediesen, ya no serían milagros; ¡serían curas!

Los milagros son un toque divino, un momento de intervención sobrenatural en el que se produce una sanidad total; pero toda sanidad proviene de Dios. Un médico puede hacer una incisión y vendar una herida; pero el poder que sana la herida y le hace recuperar la salud siempre proviene de Dios. Le aliento a orar por un milagro, pero no se detenga ahí. Aférrese a los principios de salud bosquejados en este libro para ayudar al proceso de sanidad. Además, veamos la diabetes de otro modo que puede que no se le haya ocurrido.

OTRA DIMENSIÓN

A lo largo de este libro hemos mirado de cerca el lado físico de la diabetes; pero existe otra dimensión en esta enfermedad que también debemos abordar: una dimensión espiritual y emocional.

El corazón alegre constituye buen remedio; mas el
espíritu triste seca los huesos.

—PROVERBIOS 17:22

La Biblia sugiere encarecidamente que nuestra salud a veces
tiene un componente emocional y espiritual. ¿Sabe usted que las
emociones negativas pueden afectar a su cuerpo físico? Según la
Biblia, pueden hacerlo.

MENOS ESTRÉS

Un importante factor que elevará su nivel de insulina y le hará
vulnerable a la diabetes es el estrés. Como dije en mi libro *Stress
Less*, es común que las personas que tienen estrés crónico tengan
elevados niveles de cortisol e insulina. En niveles normales, el
cortisol (la hormona del estrés de su cuerpo) equilibra los efectos
de la insulina, sin embargo, un cortisol elevado disminuye su sensibilidad a la insulina, lo cual conduce a la resistencia a la insulina.

Además, elevados niveles de cortisol estimulan su apetito,
produciendo un deseo de azúcares y carbohidratos: precisamente
los alimentos que mantienen elevados sus niveles de insulina. Al
crear este círculo vicioso, puede usted ver cómo vivir con estrés
crónico programa su cuerpo para el almacenamiento de grasa y la
obesidad, y desgraciadamente, con frecuencia siguen el síndrome
metabólico, la prediabetes y la diabetes tipo 2.

El plan de Dios es que usted maneje el estrés entregándole a Él
sus ansiedades. "echando toda vuestra ansiedad sobre él, porque él
tiene cuidado de vosotros" (1 Pedro 5:7).

¿Qué ansiedades ha descuidado entregarle a Dios?

- Preocupaciones económicas
- Relaciones dolorosas

- Metas para el futuro
- Ansiedades relacionadas con el trabajo
- Otras: _____

Dios se interesa por usted y quiere verle salir de todo el estrés y la preocupación que pueda usted estar afrontando. Si se aferra a su estrés, entonces su cuerpo sufrirá. Rinda a Él sus ansiedades.

DÉ ESTOS PASOS DE LA CURA BÍBLICA

Hablo de los siguientes impulsores de estrés con más detalle en mis libros *Stress Less* y *Los siete pilares de la salud*. Pero al concluir este libro de la cura bíblica, me gustaría sugerir brevemente los siguientes pasos para eliminar tanto estrés como sea posible de su vida y reducir mucho los riesgos y complicaciones de la diabetes.

Disfrutar del momento presente

Este concepto, con frecuencia denominado "ser consciente", es la práctica de aprender a prestar atención a lo que a uno le ocurre de momento a momento. La definición de ser consciente me recuerda las palabras de Jesús:

> "Así que, no os afanéis por el día de mañana, porque el día de mañana traerá su afán. Basta a cada día su propio mal" (Mateo 6:34).

Sustituya el estrés y la preocupación por el futuro (o por el pasado) por algo que disfrute en el momento actual.

Remodelar su modo de pensar

Mientras que ser consciente es aprender a vivir en el momento presente, remodelación es aprender a ver el pasado, el presente y el futuro bajo una luz positiva. Cuando surjan creencias o pensamientos negativos, desafíelos y evalúelos en lugar de aceptarlos automáticamente. Eso es lo que el apóstol Pablo quiso decir cuando dijo:

> Derribando argumentos y toda altivez que se levanta contra el conocimiento de Dios, y llevando cautivo todo pensamiento a la obediencia a Cristo.
>
> —2 Corintios 10:5

Esto es sencillamente sustituir sus temores, preocupaciones, fracasos, tristeza, dolor y vergüenza por las promesas de Dios. Remodelar sus pensamientos de esta manera disminuirá su nivel de estrés y tendrá un efecto real sobre su cuerpo.

Establecer margen en su vida

Una manera muy práctica de desestresar su vida es establecer margen en todo lo que haga. El margen es un amortiguador entre sentirse abrumado y sentirse en paz. Permitirse dos horas para llegar al aeropuerto cuando sólo necesita una es margen. Cuando usted hace un presupuesto y sólo gasta el 80 por ciento de lo que gana, eso es margen.

El margen no aparecerá mágicamente en su horario o en su economía. Debe usted planearlo y ponerlo ahí. Aprenda a recortar sus compromisos, administre mejor su tiempo, haga una lista de quehaceres cada noche para el día siguiente, deje tiempo entre sus compromisos, gaste menos de lo que gana, pague las tarjetas de crédito y establezca un fondo para emergencias. Esas cosas establecerán margen en su vida, y su nivel de estrés disminuirá de modo dramático.

Eliminar estresantes obvios y rodearse de personas positivas

Si tiene usted estrés, es probable que su ambiente incluya estresantes que pueden eliminarse. Entre ellos podrían incluirse: desorden, un horario demasiado lleno o sus relaciones. Restaurar el orden en su casa o en su ambiente de trabajo es un reductor de estrés demostrado, y cierra la puerta al estrés.

Ahora bien, entiendo que usted no puede evitar por completo a las personas o las relaciones negativas, pero le aliento encarecidamente a limitar la cantidad de tiempo que pasa con ellos. Las actitudes con contagiosas. No permita que la actitud negativa de ellos agote toda su energía, gozo y fortaleza. En cambio, rodéese de amigos positivos cuyas actitudes y palabras sean de amor, agradecimiento, apreciación y humildad.

Aprender el poder del "no"

Aprender a decir no es difícil para algunas personas, pero es muy importante. Cuando usted protege su tiempo y energía porque entiende lo infinitamente valiosos que son para su mente, cuerpo y espíritu, evitará el estrés que llega por hacer demasiados compromisos y adoptar problemas o metas que no son de usted mismo. En cambio, aprenda a estar firme en sus propias visiones y metas para su vida. Cree límites saludables, y póngalos en práctica. Descubrirá que su confianza aumenta a medida que lo hace, y su nivel de estrés descenderá.

Orar

La oración es un recurso ilimitado para llenar su vida con la Palabra de Dios, su sabiduría, fortaleza y paz. Filipenses 4:6-7 dice: "Por nada estéis afanosos, sino sean conocidas vuestras peticiones delante de Dios en toda oración y ruego, con acción de gracias. Y la paz de Dios, que sobrepasa todo entendimiento, guardará vuestros corazones y vuestros pensamientos en Cristo Jesús".

Meditar en la Palabra de Dios

A lo largo de este libro hay escrituras que le fortalecerán y le alentarán. Apréndalas. Dígalas en voz alta. Deje que su Palabra ofrezca guía y sanidad a su vida.

> Sino que en la ley de Jehová está su delicia, y en su ley medita de día y de noche. Será como árbol plantado junto a corrientes de aguas, que da su fruto en su tiempo, y su hoja no cae; y todo lo que hace, prosperará.
>
> —SALMO 1:2-3

Una oración de LA CURA BÍBLICA para usted

Padre celestial, ayúdame a aplicar todas estas cosas que he aprendido. Tomo tu mano para el resto de mi viaje por los períodos de mi vida. Ayúdame a caminar en salud divina por el camino que tú has puesto delante de mí y a conocerte mejor durante todo el camino. Señor, ayúdame a hablar y pensar palabras positivas para que mi vida lleve ayuda y refrigerio a otros. Dame el poder de detener hábitos y actitudes destructivas. Lléname de tu gozo por la vida, y dame la energía para dar los pasos necesarios para permanecer en forma, tanto física. Como espiritualmente todos mis días. Amén.

R X

Una receta de LA CURA BÍBLICA

¿Qué ansiedades ha descuidado entregar a Dios, dando como resultado estrés en su vida?

❑ Preocupaciones económicas

❑ Relaciones dolorosas

❑ Metas para el futuro

❑ Ansiedades relacionadas con el trabajo

❑ Otras: _____

Marque los pasos espirituales que ha comenzado para vencer la diabetes:

❑ Estoy disfrutando del momento actual.

❑ Estoy remodelando mis pensamientos.

❑ Estoy estableciendo margen en mi vida.

❑ Estoy eliminando estresantes obvios.

❑ Me estoy rodeando de personas positivas.

❑ Estoy aprendiendo a decir no.

❑ Estoy orando.

❑ Estoy aprendiendo y aplicando la Palabra de Dios.

❑ Estoy confiando en Dios para tener salud y fortaleza.

Escriba una oración dando gracias a Dios por todas las maneras que Él ha creado para ayudarle a vencer la diabetes en su vida:

_____

_____

_____

_____

UNA NOTA PERSONAL
DE DON COLBERT

DIOS DESEA SANARLE de la enfermedad. Su Palabra está llena de promesas que confirman su amor por usted y su deseo de darle su vida abundante. Su deseo incluye algo más que la salud física para usted; Él quiere que usted también sea sano en su mente y su espíritu mediante una relación personal con su Hijo Jesucristo.

Si usted no ha conocido a mi mejor amigo, Jesús, me gustaría aprovechar esta oportunidad para presentárselo. Es muy sencillo. Si está usted preparado para permitir que Él entre en su vida y se convierta en su mejor amigo, lo único que necesita es hacer esta oración sinceramente:

> *Señor Jesús, quiero conocerte como mi Salvador y Señor. Creo que tú eres el Hijo de Dios y que moriste por mis pecados. También creo que resucitaste de la muerte y ahora estás sentado a la diestra del Padre orando por mí. Te pido que perdones mis pecados y cambies mi corazón para que pueda ser tu hijo y vivir contigo eternamente. Gracias por tu paz. Ayúdame a caminar contigo para que pueda comenzar a conocerte como mi mejor amigo y mi Señor. Amén.*

Si ha hecho esta oración, acaba de tomar la decisión más importante de su vida. Me alegro con usted en su decisión y su nueva relación con Jesús. Por favor, póngase en contacto con mi editora en pray4me@charismamedia.com para que podamos enviarle algunos materiales que le ayudarán a consolidarse en su relación con el Señor. Esperamos oír de usted.

SUPLEMENTOS NUTRICIONALES PARA LA DIABETES

Productos nutricionales Divine Health

1908 Boothe Circle
Longwood, FL 32750
Teléfono: (407) 331-7007
Página web: www.drcolbert.com
E-mail: info@drcolbert.com

Complejo vitamínico general: Divine Health Multivitamin y Divine Health Living Multivitamin

Apoyo diabético: cinnulin, baya de café, Divine Health Eye Sight, Divine Health Fiber, Divine Health Nutrients for Glucose Regulation, Irvingia, fibra PGX, piridoxamina, Divine Health R Lipoic, Divine Health Vitamin D3, e insulinasa (cinnulin y cromo), benfotiamina, carnosina

Aceites Omega: Divine Health Omega Pure y Divine Health Living Omega

Metagénicos

Ácido alfa lipoico, 300 mg
(800) 692-9400 (referirse a #W7741 en el pedido)
www.drcolbert.meta-ehealth.com

WorldHealth.net

Un recurso global para medicamentos antiedad y para encontrar un médico especialista en terapia hormonas bioidénticas

Life's Basics Protein

LifeTime Nutritional Specialties
www.lifetimevitamins.com/products/lifetime_plantprotein.html

NOTAS

INTRODUCCIÓN

1. Diabetes Research Institute, "Diabetes Fact Sheet", http://www.diabetesresearch.org/Newsroom/DiabetesFactSheet (consultado el 28 de julio 2009).
2. Centers for Disease Control and Prevention, "National Diabetes Fact Sheet", http://www.cdc.gov/diabetes/pubs/estimates.htm (accessado 28 de julio 2009).
3. Organización Mundial de la Salud, "What Is Diabetes?" http://www.who.int/mediacentre/factsheets/fs312/en/(consultado el 28 de julio 2009).
4. Centers for Disease Control and Prevention,"National Diabetes Fact Sheet".
5. Ibíd.
6. Centers for Disease Control and Prevention, "Overweight Prevalence", http://www.cdc.gov/nchs/fastats/overwt.htm (consultado el 28 de julio 2009).

CAPÍTULO 1
CONOCER A SU ENEMIGO

1. American Diabetes Association, "All About Diabetes", http://www.diabetes.org/about-diabetes.jsp (consultado el 28 de julio 2009).
2. Ibíd.
3. Centers for Disease Control and Prevention, "National Diabetes Fact Sheet".
4. American Diabetes Association, "A1C Test", http://www.diabetes.org/type-1-diabetes/a1c-test.jsp (consultado el 28 de julio 2009).
5. Centers for Disease Control and Prevention, "National Diabetes Fact Sheet".
6. National Diabetes Information Clearinghouse, "National Diabetes Statistics, 2007", http://diabetes.niddk.nih.gov/dm/pubs/statistics/index.htm#complications (consultado el 28 de julio 2009).
7. Centers for Disease Control and Prevention, "National Diabetes Fact Sheet".
8. The Diabetes Monitor, "Metabolic Syndrome", http://www.diabetesmonitor.com/b429.htm (consultado el 29 de julio 2009).
9. "Stress Treatments Helps Control Type 2 Diabetes", Mercola.com, http://articles.mercola.com/sites/articles/archive/2002/01/23/stresstreatments.aspx (consultado el 29 de julio 2009).
10. Ibíd.
11. National Diabetes Data Group and National Institutes of Health, Diabetes in America, 2nd edition (Bethesda, MD: National Institutes of Health, 1995).
12. National Institute of Neurological Diseases and Stroke, "Transient Ischemic Attack Information Page", http://www.ninds.nih.gov/disorders/tia/tia.htm (consultado el 29 de julio 2009).
13. Centers for Disease Control and Prevention, "National Diabetes Fact Sheet".
14. National Eye Institute, "Diabetic Retinopathy", http://www.nei.nih.gov/health/diabetic/retinopathy.asp (consultado el 29 de julio 2009).
15. Centers for Disease Control and Prevention, "National Diabetes Fact Sheet".
16. Ibíd.

17. Ibíd.
18. Ibíd.
19. Ibíd.
20. Ibíd.
21. Ibíd.
22. "Erectile Dysfunction (Impotence) and Diabetes", WebMD.com, http://www.webmd,com/erectile-dysfunction/guide/ed-diabetes (consultado el 29 de julio 2009).

CAPÍTULO 2
COMBATIR LA DIABETES CON BUENA NUTRICIÓN

1. National Institutes of Health Office of Dietary Supplements, "Dietary Supplement Fact Sheet: Calcium", http://ods.od.nih.gov/factsheets/Calcium_pf.asp (consultado el 5 de agosto de 2009).
2. Gabriel Cousens, *There Is a Cure for Diabetes* (Berkeley, CA: North Atlantic Books, 2008), pp. 190–200.
3. Ibíd., pp. 179–182.
4. Dave Tuttle, "Controlling Blood Sugar With Cinnamon and Coffee Berry," *Life Extension* magazine, Diciembre 2005, visto en línea en http://www.lef.org/magazine/mag2005/dec2005_report_cinnamon_01.htm (consultado el 27 de julio de 2009).
5. Ibíd.
6. Ibíd.

CAPÍTULO 3
COMBATIR LA DIABETES CON ACTIVIDAD

1. Ming Wei, Larry W. Gibbons, Tedd L. Mitchell, James B. Kampert, Chong D. Lee, y Steven N. Blair, "The Association Between Cardiorespiratory Fitness and Impaired Fasting Glucose and Type 2 Diabetes Mellitus in Men", *Annals of Internal Medicine*, http://www.annals.org/cgi/content/abstract/130/2/89 (consultado el 29 de julio 2009).
2. L. E. Davidson, R. Hudson, K. Kilpatrick, et al., "Effects of Exercise Modality on Insulin Resistance and Functional Limitation in Older Adults: a Randomized Controlled Trial", *Archives of Internal Medicine* 169, no. 2 (2009):122–131, visto en línea en http://archinte.ama-assn.org/cgi/content/abstract/169/2/122 el 31 de julio 2009.

CAPÍTULO 4
COMBATIR LA DIABETES CON PÉRDIDA DE PESO

1. Centers for Disease Control and Prevention, "Defining Overweight and Obesity", http://www.cdc.gov/nccdphp/dnpa/obesity/defi ning.htm (consultado el 17 de agosto de 2009).

2. Youfa Wang et al., "Comparison of Abdominal Adiposity and Overall Obesity in Predicting Risk of Type 2 Diabetes Among Men", *American Journal of Clinical Nutrition* 81, no. 3 (2005): pp. 555–563.

CAPÍTULO 5
COMBATIR LA DIABETES CON NUTRIENTES Y SUPLEMENTOS

1. "Vitamin D Is the 'It' Nutrient of the Moment", ScienceDaily.com, http://www.sciencedaily.com/releases/2009/01/090112121821.htm (consultado el 30 de julio 2009).

2. National Research Council, Food and Nutrition Board, *Recommended Dietary Allowances*, 10th edition (Washington DC: National Academy Press, 1989), visto en línea en http://ods.od.nih.gov/factsheets/chromium.asp#en17 (consultado el 27 de julio 2009).

3. Neal D. Barnard, *Dr. Neal Barnard's Program for Reversing Diabetes* (New York: Rodale, 2007), p. 142.

4. National Institutes of Health Office of Dietary Supplements, "Dietary Supplement Fact Sheet: Chromium", http://ods.od.nih.gov/factsheets/chromium.asp (consultado el 27 de julio 2009).

5. Richard Anderson, Noella Bryden, y Marilyn Polanski, "Chromium and Other Insuling Potentiators in the Prevention and Alleviation of Glucose Intolerance", United States Department of Agricultural Health, Agricultural Research Service, http://www.ars.usda.gov/research/publications/Publications.htm?seq_no_115=138818&pf=1 (consultado el 30 de julio 2009).

6. Barnard, *Dr. Neal Barnard's Program for Reversing Diabetes*, 143.

7. Richard A. Anderson, "Chromium in the Prevention and Control of Diabetes", Diabetes and Metabolism (n.p., 2000), 22–27, citado en Frank Murray, Natural Supplements for Diabetes (Laguna Beach, CA: Basic Health Publications, Inc. 2007), p. 114.

8. Ibíd.

9. Richard A. Anderson, "Chromium, Glucose Intolerance and Diabetes" Journal of the American College of Nutrition 17, no. 6 (1998): 548–555, visto en línea en http://www.jacn.org/cgi/content/full/17/6/548 (consultado el 27 de julio 2009).

10. Mark A. Mitchell, "Lipoic Acid: A Multitude of Metabolic Health Benefits", Life Extension magazine, Octubre 2007, http://www.lef.org/LEFCMS/aspx/PrintVersionMagic.aspx?CmsID=115115 (consultado el 27 de julio 2009).

11. John R. White, "Cinnamon: Should It Be Taken as a Diabetes Medication?" *Diabetes Health*, 25 de diciembre 2008. Consultado en línea en http://www.diabeteshealth.com/read/2008/12/25/5703/cinnamon-should-it-be-taken-as-a-diabetes-medication/ el 27 de julio 2009.

12. Mike Adams, "Study Shows Cinnulin Promotes Increase in Lean Body Mass and Reduction in Body Fat", NaturalNews.com, http://www.naturalnews.com/011852.html (consultado el 30 de julio 2009).

13. Joslin Diabetes Center, "How Does Fiber Affect Blood Glucose Levels?" http://www.joslin.org/managing_your_diabetes_697.asp (consultado el 3 de agosto 2009).

14. James W. Anderson, *Dr. Anderson's High-Fiber Fitness Plan* (Lexington, KY: University Press of Kentucky, 1994), p. 14.

15. Michael Murray, "What Makes People Fat, Why Diets Don't Work, and What Triggers Appetite?" SmartBomb.com, http://www.smartbomb.com/drmurrayweight.html (consultado el 30 de julio 2009).

16. "Good Bye to Fad Diets, Revolutionary Natural Fibre Discovered in Canada", MedicalNewsToday.com, http://www.medicalnewstoday.com/articles/12058.php (consultado el 30 de julio 2009).

17. PGX, "Frequently Asked Questions", www.pgx.com/us/en/faq (consultado el 27 de julio 2009).

18. Chris Lydon, "Turn Off Your Fat Switch: Understanding the Risks of Leptin Resistance", *Life Extension magazine* (Abril/Mayo/Junio 2009), pp. 49–55.

19. Ibíd.

20. "Trans Fat, NOT Saturated Fat, Increases Diabetes", *American Journal of Nutrition* 73, (Junio 2001): pp. 1001–1002, 1019–1026, visto en http://articles.mercola.com/sites/articles/archive/2001/06/16/diabetes-part-four.aspx (consultado el 3 de agosto 2009).

21. Laurie Barclay, "Unique Form of Vitamin B6 Protects Against Complications Related to Diabetes and Aging", revista *Life Extension*, Octubre 2008, visto en línea en http://www.lef.org/magazine/mag2008/oct2008_Vitamin-B6-Protects-Against-Diabetes-Aging_02.htm (consultado el 31 de julio 2009).

22. Julius G. Goepp, "Protecting Against Glycation and High Blood Sugar With Benfotiamine", revista *Life Extension*, Abril 2008, visto en línea en http://search.lef.org/cgisrcbin/MsmGo.exe?grab_id=0&page_id=919&query=benfotiamine&hiword=BENFOTIAMIN%20BENFOTIAMINES%20benfotiamine%20 (consultado el 31 de julio 2009).

23. U. S. Department of Health and Human Services, "Polycystic Ovary Syndrome (PCOS)", WomensHealth.gov, http://www.womenshealth.gov/faq/polycystic-ovary-syndrome.cfm (consultado el 31 de julio 2009).

El Dr. Don Colbert nació en Tupelo, Mississippi, EE.UU. Estudió en la Escuela de Medicina Oral Roberts en Tulsa, Oklahoma, donde obtuvo una licenciatura de ciencias en biología además de su título en medicina. El Dr. Colbert completó sus prácticas y su residencia en el Florida Hospital en Orlando, Florida. Es un médico certificado en medicina de familia y medicina antiedad, y ha recibido una amplia formación en medicina nutricional.

Si le gustaría tener más
información sobre sanidad natural y divina,
o información sobre
productos nutricionales Divine Health,
puede ponerse en contacto con el Dr. Colbert en:

DR. DON COLBERT
1908 Boothe Circle
Longwood, FL 32750
Teléfono: 407-331-7007 (sólo para pedidos de productos)
La página web del Dr. Colbert es:
www.drcolbert.com

Aviso: el Dr. Colbert y el personal de Divine Health Wellness Center tienen prohibido tratar una enfermedad médica del paciente por teléfono, fax o correo electrónico. Por favor, refiera las preguntas relacionadas con su enfermedad médica a su propio médico de atención primaria.

Libros en español del Dr. Don Colbert: